Peter Wessely

Neuropathische Schmerzen

Symptomatik, Diagnostik, Therapiemöglichkeiten

SpringerWienNewYork

Univ.-Prof. Dr. Peter Wessely
Universitätsklinik für Neurologie, AKH Wien

Das Werk ist urheberrechtlich geschützt.
Die dadurch begründeten Rechte, insbesondere die der Übersetzung, des Nachdruckes,
der Entnahme von Abbildungen, der Funksendung, der Wiedergabe
auf photomechanischem oder ähnlichem Wege und der Speicherung
in Datenverarbeitungsanlagen, bleiben, auch bei nur auszugsweiser Verwertung,
vorbehalten.

Die Wiedergabe von Gebrauchsnamen, Handelsnamen, Warenbezeichnungen usw. in
diesem Buch berechtigt auch ohne besondere Kennzeichnung nicht zu der Annahme,
daß solche Namen im Sinne der Warenzeichen- und Markenschutz-Gesetzgebung als
frei zu betrachten wären und daher von jedermann benutzt werden dürften.
Produkthaftung: Sämtliche Angaben in diesem Fachbuch/wissenschaftlichen Werk
erfolgen trotz sorgfältiger Bearbeitung und Kontrolle ohne Gewähr. Insbesondere
Angaben über Dosierungsanweisungen und Applikationsformen müssen vom
jeweiligen Anwender im Einzelfall anhand anderer Literaturstellen auf ihre Richtigkeit
überprüft werden. Eine Haftung des Autors oder des Verlages aus dem Inhalt dieses
Werkes ist ausgeschlossen.

© 2001 Springer-Verlag/Wien
Printed in Austria

Umschlagbild: © Corbis Stock Market/Thom Lang
Satz: H. Meszarics • Satz & Layout • 1200 Wien
Druck: Manz Crossmedia, 1051 Wien

Gedruckt auf säurefreiem, chlorfrei gebleichtem Papier – TCF
SPIN: 10799237

Die Deutsche Bibliothek – CIP-Einheitsaufnahme
Ein Titelsatz für diese Publikation ist bei
Der Deutschen Bibliothek erhältlich

ISBN 3-211-83666-7 Springer-Verlag Wien New York

Vorwort

Die systematische Beschäftigung mit dem Phänomen Schmerz und seinen Auswirkungen auf die Patienten hat in den letzten Jahren deutliche Fortschritte gemacht. Die Zeiten, in denen der Schmerz vielfach als notwendiges Übel akzeptiert, aber nicht weiter – zumindest nicht ausreichend – beachtet wurde, sind vorbei; jeder Betroffene, egal in welchem Zusammenhang die Schmerzen aufgetreten sind, hat das Recht auf eine adäquate Schmerztherapie, sei diese idealerweise kausal oder symptomatisch, sowohl akute als auch chronifizierte Verläufe betreffend.

Es gibt nur sehr ungenaue Schätzungen über die Häufigkeit von chronischen Schmerzzuständen; diese werden u.a. von Bowsher (1991) für entwickelte, westliche Nationen in einer Größenordnung von 2–40 % der Bevölkerung geschätzt. Keineswegs werden alle von diesen adäquat behandelt, doch nimmt die Zahl der Ärzte, die sich mit Schmerztherapie beschäftigt ebenso zu, wie jene der Institutionen, z.B. von Schmerzambulanzen, die sich auf Abklärung und Behandlung von Schmerzen spezialisiert haben. In solchen Institutionen kann man bei rund 20–30 % der Schmerzpatienten neuropathische Schmerzen feststellen. Nachdem man sich früher insbesondere mit dem Noziceptorenschmerz beschäftigt hat, rückt der neuropathische Schmerz nunmehr in den Mittelpunkt des Interesses. Wenn auch vielfach die tatsächliche Häufigkeit und Art neuropathischer Sensationen bei verschiedenen Erkrankungen uneinheitlich beurteilt werden, bemüht man sich zunehmend Einteilungs- und Klassifikationskriterien vereinheitlicht zu definieren. Da eine qualitative Änderung der Schmerzempfindung entsteht, sind die einfachen Analgetika wirkungslos, sodaß man eine große Palette anderer medikamentöser und nicht medikamentöser, invasiver und nicht invasiver Therapieverfahren etabliert hat und mit diesen bisher eine befriedigende, aber vorerst noch nicht ideal zufriedenstellende Effektivität in der Schmerzbehandlung erzielen konnte.

Im vorliegenden Buch soll unter extensiver Auswertung der, vor allem jüngeren, wissenschaftlichen Publikationen versucht werden, die Symptomatik, die klinische Relevanz und vor allem die Therapiemöglichkeiten neuropathischer Schmerzen praxisorientiert, aber nach streng wissenschaftlichen Kriterien darzustellen. Insbesondere sollen auch die Vor- und

Nachteile der einzelnen Therapie-Methoden, ihre speziellen Indikationen und auch die aus der Literatur verfügbaren Daten zu ihrer Wirksamkeit kritisch aufgelistet werden.

Das Buch ist für den praxisnahen Gebrauch in drei große Kapitel eingeteilt:

Am Anfang wird kursorisch das Basiswissen über neuropathische Schmerzen rekapituliert (Erscheinungsbild, Pathophysiologie und Empfehlungen zur Diagnostik).

Im 2. Hauptteil werden die im Zusammenhang mit neuropathischen Schmerzen relevanten Therapiemöglichkeiten medikamentöser und nicht medikamentöser Art einzeln vorgestellt und kritisch im Sinne der evidence based medicine bewertet.

Krankheitsbilder, die mit neuropathischen Schmerzen einhergehen, werden im letzten Drittel des Buches einzeln besprochen. Dabei wird nach jeweils kurzer Darstellung der allgemeinen klinischen Symptomatik, der Ätiologie bzw. von Verlaufsbesonderheiten ausführlich – auf Basis des vorherigen – zu den Therapiemöglichkeiten Stellung genommen und eine wertende Therapieempfehlung abgegeben.

Es liegt ein sehr umfangreiches, vor allem die rezenten Zitate berücksichtigendes, Literaturverzeichnis vor, womit für den Interessierten das leichte Auffinden der Originalliteratur und damit dessen vertieftes Studium möglich wird.

Im Rahmen der notwendigen Umfangsbeschränkung und der Konzeption dieses Büchleins ergibt sich, daß nicht auf alle Details im Zusammenhang mit neuropathischen Schmerzen eingegangen werden konnte; der Hauptaspekt liegt jedenfalls am Therapiesektor.

Danksagung

Obwohl letztlich nur ein schmales Buch entstanden ist, wurden in der Vorbereitungsphase doch einige differente Konzepte entworfen, bevor nach mannigfaltigen Korrekturen das vorliegende Werk fertiggestellt werden konnte.

Der Autor hat vielfach zu danken; allen seinen Mitarbeitern an der Universitätsklinik für Neurologie, die insbesondere bemüht waren, auch schwer erreichbare Literatur in kurzer Zeit aufzutreiben, und vor allem meinem jahrelangen Mitarbeiter Karl Zeiler, dem ich für die kritische Durchsicht des Manuskripts zu speziellem Dank verpflichtet bin.

Ohne die (jahrelange) übersichtliche und geduldige Hilfe meiner Sekretärin Frau Andrea Dürmoser hätte das Manuskript nicht fertiggestellt werden können. Sie war imstande, das Manuskript trotz zahlreicher Korrekturen und Umstellungen in logischer Folge zu halten und jeweils auch auf eventuelle innere Widersprüche aufmerksam zu machen.

Schließlich hat mir der Springer-Verlag jede notwendige Unterstützung zukommen lassen.

Mein Dank gilt auch allen hier Ungenannten, die mich bei der Erstellung des Buches in irgendeiner Form unterstützt haben.

Wien, im Frühjahr 2001　　　　　　　　　　　　　　　　　　　　P. Wessely

Inhaltsverzeichnis

Abkürzungsverzeichnis		XIII
I	**Einleitung**	1
II	**Symptomatik, neurologischer, neuropsychologisch/ psychiatrischer Status, Zusatzbefunde**	3
1.	*Zur Anamnese*	3
2.	*Physikalische Untersuchung*	3
3.	*Neurologischer Status*	4
4.	*Psychiatrisch-neuropsychologische Untersuchung*	7
5.	*Hilfsuntersuchungen bei neuropathischen Schmerzen*	9
	5.1 Labortechnische Untersuchungen	9
	5.2 Elektroneurodiagnostik	9
	5.3 Nerven- bzw. Muskelbiopsie	9
	5.4 Diagnostik autonomer Läsionen	10
	5.5 Neuropsychologische Untersuchungen	10
	5.6 Andere	10
III	**Pathophysiologie**	11
IV	**Therapiemöglichkeiten**	15
1.	*Medikamentöse nichtinvasive Therapie*	15
	1.1 Einfache Analgetika	15
	1.2 Opioide	16
	1.3 Antidepressiva	19
	1.4 Antiepileptika	22
	1.5 Evaluation von Antidepressiva und Antiepileptika	26
	1.6 Antiarrhythmika, Lokalanästhetika	28
	1.7 NMDA-Antagonisten	30
	1.8 Diverses	31
	1.9 Transdermale Therapie	32
2.	*Invasive Therapiemöglichkeiten*	33
3.	*Nichtmedikamentöse Therapie*	35
	3.1 Physiotherapie, TENS	35

	3.2	Neuropsychologisch-psychiatrische Techniken	36
V	**Erkrankungen, die mit neuropathischen Schmerzen einhergehen**		**41**
1.	*Polyneuropathien*		41
	1.1	Allgemeine Symptomatik	41
	1.2	Diagnostik	43
	1.3	Schmerzhafte Polyneuropathien	43
		1.3.1 PNP bei diabetischer Polyneuropathie	43
		1.3.2 PNP bei Hypothyreose	46
		1.3.3 PNP bei Porphyrie	46
		1.3.4 PNP bei Urämie	46
		1.3.5 Alkoholische PNP	46
		1.3.6 PNP bei Ischämie	47
		1.3.7 PNP bei Infektionen	47
		1.3.8 PNP bei HIV	48
		1.3.9 Diverses	48
		1.3.10 Polyradikulitis, Plexusneuritis	48
	1.4	Therapiemöglichkeiten (spez. die Diabetische PNP betreffend)	49
2.	*Restless Legs Syndrom (RLS)*		52
	2.1	Allgemeine Symptomatik, Ätiologie	52
	2.2	Therapieempfehlungen	53
	2.3	Diverse andere Störungen	54
3.	*Engpaß-Syndrome*		55
	3.1	Allgemeine Symptomatik, Ätiologie des Karpaltunnelsyndroms	55
	3.2	Therapiemöglichkeiten	56
4.	*Radikuläre Schmerzen*		57
	4.1	Allgemeine Symptomatik, Ätiologie	57
	4.2	Differentialdiagnose	58
	4.3	Therapiemöglichkeiten	59
5.	*Herpes zoster und postherpetische Neuralgie*		60
	5.1	Allgemeine Symptomatik	60
	5.2	Akuttherapie des Herpes zoster	62
	5.3	Therapiemöglichkeiten der postherpetischen Neuralgie	64
6.	*Komplexes regionales Schmerzsyndrom (CRPS)*		69
	6.1	Klassifikation	69
	6.2	Allgemeine Symptomatik	70
		6.2.1 CRPS I	70
		6.2.2 CRPS II	71
		6.2.3 Differentialdiagnose	72

6.3	Pathophysiologische Besonderheiten	72
6.4	Therapiemöglichkeiten	73

7. *Neuropathische Schmerzen bei Karzinom-Patienten* 75

8. *Neuropathische Schmerzen bei Multipler Sklerose* 76

9. *Phantomschmerzen* 76
   - 9.1 Allgemeine Symptomatik, Klassifikation 76
   - 9.2 Pathophysiologische Besonderheiten 78
   - 9.3 Therapiemöglichkeiten 79

10. *Zentrale Schmerzen* 80
    - 10.1 Allgemeine Symptomatik, Klassifikation 80
    - 10.2 Pathophysiologische Besonderheiten 82
    - 10.3 Klinische Syndrome (Auswahl) 83
      - 10.3.1 Cerebrale Gefäßprozesse 83
      - 10.3.2 Spinale Prozesse 84
      - 10.3.3 Epilepsie 84
    - 10.4 Therapiemöglichkeiten 85

11. *Kopf- und Gesichtsneuralgien* 86
    - 11.1 Definition 86
    - 11.2 Allgemeine Symptomatik 86
    - 11.3 Pathophysiologische Besonderheiten 87
    - 11.4 Differentialdiagnose 88
    - 11.5 Therapiemöglichkeiten 88
      - 11.5.1 Medikamentöse Therapie 89
      - 11.5.2 Infiltrative Verfahren 90
      - 11.5.3 Chirurgische Verfahren 90
      - 11.5.4 Sonstige Therapiemöglichkeiten 91

VI Schlußbetrachtungen 93

Literatur 95
Stichwortverzeichnis 113
Handelsnamen 117

Abkürzungsverzeichnis

5-HT	5-Hydroxytryptamin (Serotonin)
AD	Antidepressivum
AE	Antiepileptikum
ALS	Amyotrophe Lateralsklerose
AMPA	Amino-OH-Methyl-Isoxazol Propionse
ASS	Acetylsalicylsäure
BF	Biofeedback
CBZ	Carbamazepin
CGRP	Calcium gene related peptide
CRPS	Complex regional pain syndrome
CTS	Karpaltunnelsyndrom
DBS	Deep brain stimulation
DPH	Diphenylhydantoin
DREZ	Dorsal root entry zone
GABA	Gamma-Aminobutyricacid
GLOA	Ganglionäre lokale Opioidanalgesie
HH	Hinterhorn (Rückenmark)
HIV	Humane Immundeficiency Virus
HSMN	Hereditäre motorische und sensible Neuropathie
IHS	International Headache Society
INH	Isoniazid
KI	Kontraindikation
MAO	Monoaminooxydase
Mg	Magnesium
MMPI	Minnesota multiphasic personality inventory
MS	Multiple Sklerose
NK, NaK	Natriumkanal
NLG	Nervenleitgeschwindigkeit
NMDA	N-methyl-D-Aspartat
NNH	number needed to harm
NNQ	number needed to quit
NNT	number needed to treat
NSAR	Nichtsteroidales Antirheumatikum
NW	Nebenwirkung
PCR	Polymerase chaine reaction
PHN	Postherpetische Neuralgie
PLMS	Periodic leg movements in sleep

PNP	Polyneuropathie
RLS	Restless legs syndrom
SCS	Spinal cord stimulation
SIP	Sympathicus independent pain
SMP	Sympathically maintained pain
S-P	Substanz P
SSEP	Somatosensorisch evozierte Potentiale
SSRI	Selektiver Serotonin Reuptake Inhibitor
TENS	Transkutane elektrische Nervenstimulation
TZA	Trizyklisches Antidepressivum

I Einleitung

Der neuropathische Schmerz wird definiert als Schmerz, welcher durch eine Verletzung, Erkrankung oder Funktionsstörung des sensiblen Nervensystems entsteht (von nozizeptivem Schmerz spricht man, wenn intakte Noziceptoren erregt werden). Es gibt viele Noxen, die im Rahmen diverser Erkrankungen (von Polyneuropathie bis Thalamus-Syndrom) zu neuropathischen Schmerzen führen (mechanische, thermische, entzündliche ...), das Muster der zugrundeliegenden pathophysiologischen Veränderungen und das klinische Erscheinungsbild, also die Schmerzreaktionen im engerem Sinn, sind relativ uniform. Der eigentliche grob-neurologische Status kann bei diesem Krankheitsbild unauffällig erscheinen; eine periphere sensible Normabweichung muß nicht vorliegen (Merskey und Bogduk 1994). Vielfach wird aber – bei subtiler Untersuchung – eine Änderung der Sensorik nachweisbar sein, die mit autonom-vegetativen, endokrinen bzw. motorischen, aber auch kognitiv-effektiven Begleitphänomenen assoziiert sein kann.

Schmerzhafte Neuropathien kann man nach unterschiedlichen Gesichtspunkten einteilen z.B. nach dem Verteilungstyp (fokale, generalisierte, symmetrische, asymmetrische Manifestation), der Symptomatik (z.B. Dauerschmerz, Attacken) oder nach zugrundeliegenden pathogenetischen Prinzipien (Reizabhängigkeit, evoziert oder spontan) (Tab. 1; 2).

II Symptomatik, neurologisch-psychiatrischer Status, Zusatzbefunde

Wie bei Beschäftigung mit jedem chronischen Schmerz muß eine spezielle Schmerzanamnese erhoben werden und eine allgemeine physikalisch medizinische sowie neurologische und psychiatrische bzw. einfache neuropsychologische Untersuchung erfolgen.

1. Zur Anamnese

Abgesehen von den allgemeinen anamnestischen Angaben zu früheren und rezenten Erkrankungen ist ein besonderes Augenmerk auf die Schmerzanamnese zu richten, wobei optimalerweise ein strukturiertes Schmerzinterview durchzuführen ist. Dabei wird nicht nur über den Schmerz selbst befragt, sondern auch über allfällige Begleiterscheinungen bzw. Komorbiditäten sowie den Einfluß der Schmerzen auf den privaten, gesellschaftlichen bzw. beruflichen Lebensbereich.

Speziell evaluativ ausgerichtete Fragebögen werden von entsprechenden Institutionen zur Verfügung gestellt, besonders bewährt hat sich u. a. die Kurzform des McGill Schmerzfragebogens (Melzack 1987). Jedenfalls sollte bei dieser Gelegenheit, wenn nicht schon vorhanden, das Führen eines normierten Schmerztagebuches, welches unbedingt die Möglichkeit der Schmerzgraduierung auf einer 10teiligen VAS (visuell-analoge Skala) enthalten soll, initiiert werden.

Maßgeblich sind dabei die Fragen nach der Qualität des Schmerzes, insbesondere ob es sich um kurze scharfe („lanzinierende") einschießende Attacken oder langanhaltende brennend-schneidende Schmerzzustände oder eher um einen dumpfen Schmerzcharakter bzw. deren Kombinationen handelt, und ob diese Schmerzen spontan vorhanden sind also reizunabhängig oder reizinduziert z. B. als Allodynie auftreten (siehe unten).

2. Physikalische Untersuchung

Die physikalische Untersuchung entspricht den üblichen Grundsätzen, wobei auch auf Hautveränderungen besonders geachtet werden sollte. Einen weiteren speziellen Gesichtspunkt stellt die gesonderte Untersuchung des

Muskel- und Gelenksbereiches dar, um additive myo-fasciale Schmerzen, die mit Muskelverspannungen, schmerzhaften Druckpunkten an den Sehnenansätzen und Gelenksblockierungen sowie sonstigen Funktionsstörungen einhergehen, zu objektivieren.

3. Neurologischer Status

Die Details der neurologischen Statuserhebung sind vielfach kompetent beschrieben (u.a. Mumenthaler und Mattle 1997). Im speziellen Zusammenhang mit neuropathischen Schmerzen ist insbesondere der Hirnnervenbereich, der allgemeine grob- und feinmotorische Befund, die Koordination bzw. eventuelle Ataxie, das Vorliegen von Atrophien und vegetativen Störungen sowie der Reflexstatus zu beachten, und akribisch das sensible System zu untersuchen. Geprüft werden dabei einzeln die Qualitäten der Oberflächensensibilität (Temperatur, allgemeine Schmerzempfindung, grobe Berührung) bzw. der Tiefensensibilität (Vibration, Lageempfindung, Feindiskrimination und Feinberührung). Eine Quantifizierung der sensiblen Störung (QST = quantitative sensory testing) u.a. mittels Algometrie, Vibrometrie, Thermometrie etc. ist anzustreben.

Die sensorischen Störungen können sich als *negative* Phänomene mit Verminderung der Empfindungen bis zur Anästhesie oder verstärkt als *positive* Phänomene manifestieren (Koltzenburg 1998, Woolf und Mannion 1999). Zu diesen positiven Symptomen gehören:

Allodynie

Dabei kommt es zu einer abnormen Schmerzempfindung durch üblicherweise nicht schmerzauslösende Einflüsse, diese können mechanisch oder thermisch sein. Entweder wird durch einen *mechanischen* Einzelimpuls, z.B. einem leichten Druck mit von Frey-Haaren eine *statische* Allodynie über sensibilisierte C-Nozizeptoren ausgelöst, oder eine *dynamische* Allodynie über A-Betafasern, welche durch einen beweglichen Stimulus, z.B. Bürsten zustandekommt (Tab. 2c).

Jede Berührung kann dabei zu maximalen Schmerzen führen. Diese mechanische Allodynie kann bei entsprechender Intensität solche Ausmaße annehmen, daß z.B. Kleidungsstücke auf der Haut schon durch geringste Reibebewegungen unaushaltbar werden und damit zu einer Immobilisierung führen.

Die *thermale* Allodynie kann durch Wärme, aber auch durch Kälte-Reize (zentrale Hypersensibilität durch Störung inhibitorischer Mechanismen) ausgelöst werden.

Die überempfindlichen Areale können je nach betroffenem Substrat weitläufig oder sehr eng umschrieben (z.B. bei Herpes zoster) lokalisiert sein und müssen im Rahmen der neurologischen Untersuchung gesondert geprüft werden.

Hyperalgesie bedeutet eine verstärkte Reaktion auf einen Schmerzreiz (thermisch, mechanisch etc.). Die Hyperalgesie kann auch in Regionen mit einem sensiblen Defizit auftreten, und gehört wie die Allodynie und die Hyperpathie zu den evozierten neuropathischen Schmerzen.

Die **Hyperpathie** ist die abnorm schmerzhafte und übertriebene Reaktion auf einen oder noch eher auf repetitive Reize, wobei es nach anfänglich weitgehend normaler Empfindung plötzlich zu einer massiven und ausgeprägten Schmerzreaktion kommt, also erst mit einer gewissen Zeitverzögerung, die meist länger als der Schmerzreiz anhält.

Als **Summation** bezeichnet man eine zunehmend schmerzhafte Reaktion auf repetitive Reize, wobei diese in Intensität und Art unverändert bleiben. Es kommt zu einer allgemein erhöhten Schmerzempfindung, manchmal auch zu Allodynie.

Als **Nachhall** wird eine Empfindung bezeichnet, bei der auch nach Ende eines schmerzhaften Reizes der Schmerz (aber auch eventuell eine Empfindung nach einem nicht schmerzhaften Reiz) noch mehrere Sekunden bis Minuten lang anhält und „nachhallt".

Als **Parästhesie** bezeichnet man eine abnorme Empfindung, welche vom Patienten nicht unbedingt als schmerzhaft oder überhaupt als Mißempfindung eingestuft wird; von der Qualität her wie leichte Nadelstiche.

Dysästhesie hingegen ist ebenfalls eine abnorme Sensation, welche vom Patienten aber als eindeutige Mißempfindung bewertet wird. Sie entsteht spontan oder unter entsprechender Provokation und kann vom Typus her Übergänge in die Allodynie erkennen lassen.

Eine spezielle Untersuchung erfordert die **reflexsympathische Dystrophie (CRPS)**. Dabei ist insbesondere auf abnorme lokale ödematöse Ver-

Tab. 1a

Neuropathische Schmerzen
Einteilung nach lokalisatorischen Gesichtspunkten

überwiegend fokal (asymmetrisch)	*überwiegend generalisiert (symmetrisch)*
akuter Herpes zoster + Neuralgie	Polyneuropathien
Mononeuropathie (multiplex)	Guillain Barrè-Syndrom
Kompression/Engpaßsyndrome	AIDS-Neuropathie
Plexusneuritis/Schulteramyotrophie	CRPS I
Stumpf/Amputations/Neuromschmerz	Generalisierte AVK
Trauma/ CRPS II	Polyarthritis
Ischämie (peripher)	ALS/ Syrinx
Thalamussyndrom	Borreliose
Kopf/Gesichtsneuralgien	

Tab. 1b

Neuropathische Schmerzen
Einteilung nach ätiologischen Gesichtspunkten

Metabolisch:	Diabetes mellitus
	Urämie
	Hypothyreose
	Porphyrie
	Amyloidose
	Vit. B-Mangel
Toxisch:	Alkohol
	div. Zytostatika (Cisplatin, Vincristin ...)
	Nitrofuran,
	Arsen, Gold, INH, Thallium
Traumatisch:	Nervale/spinale, cerebrale Verletzungen
	Compartment/Crush-Syndrom
	CRPS II
	Amputation
Kompression:	Engpaßsyndrome
	Spinale Enge/Wurzelläsion
Infektiös:	Herpes zoster
	Borreliose
	HIV
	Mononucleose etc.
Immunologisch:	Guillain Barré-Syndrom
	MS
	Multiples Myelom, Polyarthritis etc.
Genetisch:	HSMN, M. Fabry, RLS?
Vaskulär:	AVK
	Insult/cerebrale Blutung
Karzinomassoziiert:	Druck/Infiltration/Paraneoplasie/Metastasierung
Diverse:	Syrinx, ALS, Epilepsie, Strahlenschaden
	Kopf/Gesichtsneuralgien

Tab. 2a

Neuropathische Schmerzen
Einteilung nach der Pathophysiologie und der Schmerzmanifestation

Mechanismen	*Schmerzart/Dauer*
Peripher	Anhaltender (Dauer)-Schmerz
Zentral (Sensibilisierung)	Schmerzparoxysmen
	Spontan/evoziert (reizabhängig, reizunabhängig)

Tab. 2b

Neuropathische Schmerzen
Mechanismen der Schmerzauslösung

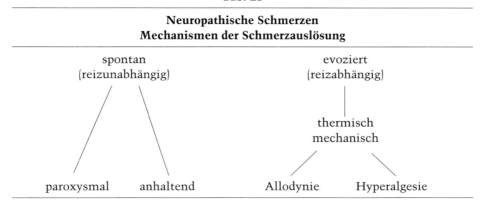

Tab. 2c

Neuropathische Schmerzen
Auslösemechanismen von Allodynien

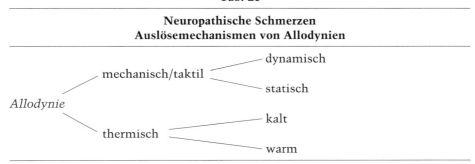

quellungen, Änderungen der Hauttemperatur und der Hautfarbe bzw. der Oberflächenbeschaffenheit zu achten und eine Schweißregulationsstörung (z.B. mittels Ninhydrintest) auszuschließen, eventuell Thermographie. Manchmal können auch feinmotorische Begleitstörungen auftreten.

4. Psychiatrisch-neuropsychologische Untersuchung

Das Persönlichkeitsbild, die psychische Leistungsbreite bzw. das Ausmaß einer Organizität sind dabei zu beurteilen.

Die entsprechende Untersuchung umfaßt eine gezielte extensive psychiatrische Exploration sowie in den meisten Fällen auch eine zusätzliche neuropsychologische Diagnostik zur Erfassung von Beeinträchtigungen im Funktionsbereich des Denkens, Handelns und Erlebens mittels standardisierter psychometrischer Verfahren, sodaß schließlich einerseits das aktuelle Persönlichkeitsbild und andererseits der aktuelle psychische Leistungszustand quantifizierbar werden. Diese Tests sind auch als Screening-

Verfahren für das Erfassen des Ausmaßes psychischer Schmerzkomorbiditäten (etwa eine suizidale Einengung), aber auch zur Objektivierung eines Therapieerfolges geeignet (Maly 2000).

Im Persönlichkeitsbild finden sich zwar in einer Reihe von testpsychologisch-psychodiagnostischen Verfahren (wie z. B. dem MMPI) relativ typische Parameter, letztlich ist aber die Differenzierungsfähigkeit des MMPI zwischen psychogenen und organischen Schmerzen bzw. Schmerzsub-gruppen nicht bestätigt, und eine „Schmerzpersönlichkeit" gibt es bei differenzierter Betrachtung nicht.

Bei chronischen (Schmerz-)Patienten sind unabhängig von der Art des Schmerzes psychische Reaktionsmuster zu erwarten. Diese müssen weiter abgeklärt werden, insbesondere dahingehend, ob es sich um eine Begleitreaktion oder möglicherweise um die Auslöse- oder Chronifizierungsursache des Schmerzes handelt.

Psychische Veränderungen wie z. B. Depression oder Angststörung haben eine hohe Komorbiditätsrate im Rahmen der Schmerzkrankheit und können zusätzlich zur Chronifizierung von Schmerzzuständen beitragen. Andererseits bewirkt der chronische Schmerz entsprechende psychische Begleitreaktionen wie z. B. eine depressive Begleitstörung und ähnliche Verhaltenskonsequenzen.

Bestimmte prämorbide Persönlichkeitsmerkmale können für verschiedene Krankheitsbilder mit höherer Erwartungswahrscheinlichkeit nachgewiesen werden (prädisponierende bzw. auslösende Begleitfaktoren).

In die Entstehung und Aufrechterhaltung eines chronischen Schmerzes sind affektiv-emotionale und kognitive Faktoren sowie psychosoziale und soziokulturelle Einflüsse involviert. Vielfach kann und soll zwischen rein organischer und rein psychischer Ursache nicht *exakt* unterschieden werden, es werden vielmehr fließende Übergänge zwischen diesen beiden Extremen angenommen. Es ist also in jedem Einzelfall zu entscheiden, in welchem Ausmaß psychische Faktoren im weitesten Sinn ursächlich wirksam sind. Das subjektive Erleben der Beeinträchtigung ist weniger von der Schmerzintensität als vielmehr vom Ausmaß der emotionalen Betroffenheit abhängig, die Therapiemotivation ist vielfach nur aus dem Gesamtleidensdruck heraus verständlich. Insbesondere ist zu beachten, daß auch bei eindeutig organisch bedingter Auslöseursache des Schmerzes die psychosozialen Einflußfaktoren maßgeblich für die Chronifizierung und die subjektive Einstufung des Schmerzerlebens sind. Chronische Schmerzen stellen somit ein biologisch-psychologisch soziales Integrativphänomen dar (M. Bach 1998).

5. Hilfsuntersuchungen bei neuropathischen Schmerzen

5.1 Labortechnische Untersuchungen

Empfohlen werden:
Blutchemisches Screening mit besonderer Berücksichtigung des Blutbildes, der Leber- und Nierenparameter, Entzündungsparametern, Blutzucker, evtl. mit Belastung bzw. Tagesprofil und HbA1c, Elektrophorese, Vitamin-B-Spiegel sowie virologisch-bakteriologische Untersuchungen auf neurotope Viren bzw. Borrelien, von einfacher KBR bis PCR.

Harnbefund, evtl. auch spezifische Eiweißkörper wie Paraproteine.

Liquoruntersuchung auf Zellen, Eiweiß, Immunreaktion und virologisch-bakteriologische Untersuchung (insbesondere bei Verdacht auf ein anderweitig nicht zuordenbares Polyneuropathiesyndrom, Polyradikulitits, Myelitiden bzw. Demyelinisierung).

5.2 Elektroneurodiagnostik

Bestimmung der Leitgeschwindigkeit motorischer bzw. sensibler Nervenfasern (NLG) mittels Oberflächenelektroden; bei primär demyelinisierender Schädigung ist die NLG verlangsamt, bei primär axonaler Schädigung meist unauffällig, die Summenpotentialamplitude aber erniedrigt und die distale Latenz verlängert. Der Einsatzbereich ist die Diagnostik der Polyneuropathien, der Polyradikulitiden (zusätzliche Erfassung der F-Welle), von traumatischen Nervenläsionen und Engpaßsyndromen, wobei Läsionen der Aβ-Fasern besonders gut faßbar werden.

Somatosensibel evozierte Potentiale (SSEP) sind zum Nachweis und insbesondere zur Lokalisation von Läsionen im somatosensiblen System verwendbar, unter anderem von peripheren Nervenläsionen, spinalen und sonstigen zentralen Prozessen oder bei reduzierter Kooperation des Patienten.

Motorisch evozierte Potentiale (MEP) können mittels kortikaler Magnetstimulation zur Bestimmung der Funktion der zentralen motorischen Bahn herangezogen werden, unter anderem bei Vorliegen zentraler Paresen, aber auch zur Diagnostik psychogener Störungen.

Die Elektromyographie (EMG) mittels Nadeln wird zur Differenzierung von neurogenen und myogenen Prozessen eingesetzt, ebenso in der Abgrenzung von zentralen gegenüber peripheren Läsionen bzw. zum Nachweis von Vorderhorn-Zellerkrankungen.

5.3 Nerven bzw. Muskelbiopsie

Ein mikrochirurgischer Eingriff zur Entnahme von Muskel- bzw. Nerven- und Gefäßanteilen (evtl. Rektumschleimhaut) zur histologischen und histochemischen Untersuchung, in erster Linie zur weiteren Differenzierung von Myopathien und Neuropathien, insbesondere zum Nachweis begleitender entzündlicher Prozesse oder auch einer Amyloidose.

5.4 Diagnostik autonomer Läsionen

Die Messung vegetativer Funktionen, insbesondere beim komplexen regionalen Schmerzsyndrom (CRPS), aber auch bei manchen Polyneuropathieformen und peripheren Nervenläsionen kann zur Quantifizierung von Funktionsstörungen beitragen.

Dazu gehören u. a. die Hauttemperaturmessung mittels Thermographie sowie die Darstellung der Schwitzreaktion auf thermische Reize mittels des einfachen Ninhydrinschweißtests für Handfläche und Fußsohle sowie des aufwendigeren Provokationsschweißtests nach Minor.

Im Nativröntgen besteht die Möglichkeit der Darstellung der beginnenden Demineralisierung von Knochen, dies ist ebenso mit szintigraphischen und magnetresonanztomographischen Maßnahmen möglich.

Messung der peripheren *Durchblutungsverhältnisse* (Oszillographie, Duplexsonographie, Thermographie, Angiographie).

5.5 Neuropsychologische Untersuchungen

Verschiedene Testverfahren ermöglichen die Erfassung und teilweise Quantifizierung von hirnpathologischen und psychopathologischen Symptomen (Persönlichkeitsbild, Depressionsausmaß, Organizität) (siehe Kap. 4).

5.6 Andere

Nicht zur Routinediagnostik, wohl aber zu den erweiterten (meist mit experimentellen Charakter) Untersuchungsmöglichkeiten bei Schmerzzuständen gehört die *funktionelle Magnetresonanztomographie*. Hier können unterschiedliche regionale Sauerstoffsättigungsbereiche erfaßt werden und somit u. a. die Aktivierung von verschiedenen Hirnregionen bei schmerzhaften Reizen. Mit der *Positronenemissionstomographie* (PET) können u. a. radioaktiv markierte Neurotransmitter in ihren Bindungsarealen lokalisiert und in ihrer Dynamik weiterverfolgt werden. Experimentelle Schmerzreize zeigen Aktivierungen der somatosensorischen kortikalen Projektionsfelder, tw. aber auch in der Inselregion bzw. des Gyrus cinguli.

Schließlich kann auch die Ableitung *ereignisbezogener Hirnpotentiale* Aufschlüsse über Reizeinwirkungen auf den Cortex geben.

III Pathophysiologie

Pathophysiologische Prozesse, die als Noziception bezeichnet werden, können zum Phänomen Schmerz führen, wenn Bewußtsein vorhanden ist (Handwerker 1999), demnach entspricht der Schmerz einem Bewußtseinsvorgang.

Freie sensorische Nervenendigungen sind die noziceptiven Axonterminale, welche uni- oder polymodal durch mechanische, thermische und chemische Reize aktiviert werden.

Die Schmerz- und Temperaturleitung erfolgt nach Änderung des Membranpotentials der Axone (Transduction) in erster Linie über langsam leitende marklose C-Fasern aus polymodalen C-Noziceptoren (Leitgeschwindigkeit 0,5–2 m/sec.) sowie über schwach myelinisierte A-Delta-Afferenzen mit einer Leitgeschwindigkeit zwischen 10 und 30 m/sec und überwiegend Berührungsreize über niederschwellige Mechanorezeptoren und schnelleitende A-Beta-Fasern (25–70 m/s) über die Hinterwurzel zum Tractus spinothalamicus und zum Thalamus. Die Tiefensensibilität gelangt über Hinterwurzel und Hinterstrang ebenfalls zum Thalamus. Dort finden erste Integrationen und eine weitere Projektion insbesondere zum parietalen Cortex, aber auch nach frontal, zum limbischen System, Hirnstammstrukturen (Arousaleffekt) und zum Cerebellum statt. Dies veranschaulicht, daß es kein umschriebenes Schmerzzentrum gibt.

In den Spinalganglien und in der Peripherie werden dabei vasoaktive Neuropeptide (z.B. Calcitonin-Gen-verwandtes Peptid, -CGRP- und Substanz P–SP-) als *Neurotransmitter* freigesetzt, woraus insbesondere Vasodilation und Plasma-Extravationsvorgänge resultieren. Die wichtigsten Transmitter im Hinterhornbereich (HH) sind aber erregende Aminosäuren, wie z.B. Glutamat, wobei die Übertragung mittels AMPA (Amino-OH-Methyl-Isoxazol-Propionsäure) und magnesiumgesteuerten NMDA (N-Methyl-D-Aspartat) Rezeptoren erfolgt. Erregungs- und Schmerzschwelle sind meist nicht identisch.

Im ZNS werden aber auch Hemmvorgänge (Dämpfung von Reflexen, Änderung der Schmerzschwelle u.a.) über Neurotransmitter wie Serotonin, Noradrenalin, endogene Opioide, Gamma-aminobuttersäure (GABA) und Adenosin ausgelöst. Solche hemmende Bahnsysteme befinden sich insbesondere zwischen der periaquäduktalen grauen Substanz und dem spinalen

Hinterhorn. Sie regulieren die zentrale Schmerzschwelle. Die berühmte Gate-Control-Theorie von Wall und Melzack illustriert die Wirksamkeit unterschiedlichster segmentaler und supraspinaler Hemmsysteme (Zimmermann 1988, Jensen 1996, Handwerker 1999).

Neurogene Schmerzen entstehen durch unmittelbare Schädigung des Nervensystems selbst. Der *neuropathische Schmerz* kann durch Funktionsstörungen im peripheren, zentralen (sensiblen) und vermutlich auch im autonomen Nervensystem ausgelöst werden. In erster Linie handelt es sich um Läsionen bzw. eine Sensibilisierung u. a. durch mechanische, metabolische oder entzündliche Vorgänge, insbesondere auch durch Aktivierung von „stummen" Noziceptoren. Ektope Nervenimpulse können auftreten. Es kommt zur Aktivierung primärer Afferenzen mit anhaltenden Entladungen (permanente Ruheaktivität) und Erniedrigung der Reizschwelle mit erhöhter Empfindlichkeit adrenerger Rezeptoren auf zirkulierendes Norepinephrin (Sato und Perl 1991, McLachlan et al. 1993, Torebjörk et al. 1995), wobei u. a. CGRP, SP und Zytokine freigesetzt werden (Sommer 1999). Schließlich werden insbesondere nach Verletzungen Natriumkanäle (Gene) exprimiert (Devor et al. 1994). Bei überwiegend sympathisch unterhaltenen Schmerzen kommt es zu einer besonderen Sensibilisierung auf adrenerge Reize und Aktivierung der postganglionären sympathischen Efferenzen. Dabei sind vermehrt ektopische Impulse und ephhaptische Transmission als direkte abnorme Erregungswirkung des Sympathicus auf noziceptive Afferenzen (elektrische Koppelung) in Diskussion. Der Sympathicus ist dabei nur unter bestimmten Bedingungen (z. B. CRPS) in die Schmerzauslösung involviert (Jänig et al. 1996, Treede 1998, Wasner und Baron 1998) (siehe auch Kap. 6.3, CRPS).

Im zentralen Bereich des Rückenmarkes (im Gebiet der Hinterwurzeleintrittszone) und im Hirnstamm (Trigeminuskerne) finden sich 2 Typen sekundärer Neurone, nämlich solche mit noziceptiver Spezifität und solche, die auf eine breite Palette von Reizen ansprechen (wide dynamic range neurons). Insbesondere spielt der Hinterhornbereich für Sensibilisierungsvorgänge eine große Rolle. Hinweise auf die Plastizität synaptischer Prozesse ergibt das sogenannte *wind up-Phänomen*, wobei sich zeigt, daß C-Faser-geleitete regelmäßige repetitive Reize im Sinne einer „synaptischen Sensibilisierung", die postsynaptische Antwort überdimensional (nicht linear) verstärken, was im übrigen maßgeblich über NMDA-Rezeptoren gesteuert wird. Präsynaptische Neurotransmitter wie Glutamat oder S-P werden am efferenten Ende der C-Fasern im Hinterhorn freigesetzt und ermöglichen über Neurokinin 1 Rezeptoren die intrazelluläre Freisetzung von Kalzium. Dies führt zu einer Upregulation postsynaptischer NMDA bzw. AMPA Rezeptoren im HH, die normalerweise durch Magnesium blockiert sind. Bei der Depolarisation wird der Mg-Block gelöst, Kalzium und Proteinkinase C werden frei, Kalzium-Kanäle werden blockiert, es kommt zur zellulären Hyperexcitabilität. Kalzium wirkt als second messenger und führt über Genexpressionen zu langanhaltenden Veränderungen in der molekularen Funktion – i. S. einer *zentralen Sensibilisierung* (Eide 2000, Mannion und Woolf 1999). Es zeigt sich, daß solche komplexen Geschehnisse kaskadenartig ablaufen und weder die Blockierung einer NK oder des NMDA Rezeptors allein die Sensibilisierungsvorgänge unterbrechen kann (Koltzenburg 1998). Dieses Phänomen ist kurzdauernd und reversibel. Durch eine anhaltende Erregung von C-Fasern und entsprechenden Einstrom in das ZNS kommt es zu einer Sensibilisierung an den zentralen Synapsen (zentrale Verarbeitungsstörung), die länger als das wind up-Phänomen anhalten können. Es kommt dabei zu einer Zunahme der Spontanaktivität, die Reizantwort der Neurone verändert sich, die rezeptierten Felder vergrößern sich. Dies führt hauptsächlich zur klinischen Symptomatik des Spontanschmerzes bzw. der Hyperalgesie, letztere vermutlich auch im Zusammenhang mit einer Überproduktion von Nervenwachstumsfaktor (NGF)-Regulation der Empfindlichkeit von Noziceptoren wird dadurch gesteuert. Jede länger dauernde nociceptive Erregung zentraler Neurone führt zu einer Änderung der Genexpression im Zellkernbereich; das Auftreten sogenannter „Immediate Early Genes" gilt als Marker für zentrale nociceptive Aktivierung (dessen Nachweis unter anderem durch das Auftreten des unspezifischen C-Fos-Proteins gelingt).

Eventuell kann auch eine Gesamtmodulation der sensiblen Perzeption entstehen (extraterritoriale Ausbreitung von Schmerzen); dieser zentrale Bereich wirkt somit integrativ auf die Schmerzperzeption und Modulation, auch durch seinen Einfluß auf *absteigende antinoziceptive* Bahnsysteme. Zugleich wird insbesondere im Hinterhornbereich das Entstehen des wind up-Phänomens angenommen (Baron 1997).

Die Allodynie, die Hyperaktivität anatomisch intakter Neurone, wird ebenfalls hauptsächlich im Hinterhornbereich generiert. Die statische Komponente der thermischen und mechanischen Allodynie steht offenbar mit polymodalen C-Noziceptoren und ihren Leitungsbahnen im Zusammenhang, die dynamische Allodynie hingegen mit den niedrigschwelligen Mechanorezeptoren der A-Beta-Afferenzen. Üblicherweise projizieren die unmyelinisierten C-Fasern in den Bereich der Lamina II des Hinterhorns, die A-Beta-Mechanorezeptoren hingegen in tiefere Schichten (Lamina V). Wenn durch eine Deafferenzierung der C-Faser-Input ausfällt, kommt es zur plastischen Reorganisation im Hinterhorngebiet mit Übergreifen des A-Beta-Inputs auf die Lamina II, weitgehend ohne hemmende Einflüsse. Durch diese abnorme zentrale Verbindung werden normalerweise harmlose taktile Reize über die A-Beta-Mechanorezeptoren im Sinne einer Allodynie schmerzhaft empfunden („phaenotypic switch", Jensen 1996).

Abgesehen von diesen plastischen Veränderungen am Rückenmarksniveau können vermutlich auch solche in höheren ZNS-Strukturen auftreten, wobei auch andere, üblicherweise unterdrückte, synaptische Verbindungen aktiviert werden könnten (Baron und Sagner 1997).

Die Hyperalgesie ist ebenfalls mit den oben beschriebenen Sensibilisierungsmechanismen in Zusammenhang zu bringen oder zugleich könnten auch die Degenerations- bzw. Regenerationsvorgänge von myelinisierten und unmyelinisierten dünnkalibrigen Fasern eine Rolle spielen (La Motte et al. 1991, Koltzenburg et al. 1992, Siewke et al. 1999).

Die Summation bzw. die Hyperpathie entstehen meist über plastische Funktionsänderungen im Hinterhornbereich und stehen in direktem Zusammenhang mit dem wind up-Phänomen, demnach sind sie überwiegend zentrale Phänomene (siehe auch Kap. V/9.2 und 10.2).

Der *Chronifizierung* von Schmerzen liegen periphere und/oder zentralnervöse Ursachen zugrunde; es ist anzunehmen, daß im Rahmen zentralnervöser Chronifizierungsprozesse infolge der Sensibilisierung und der plastischen Veränderungen eine Art „Verselbständigungsprozeß" auftreten kann. Akkumulation von Natriumkanälen im peripheren Läsionsbereich und Ektopie im Hinterhorn spielen dabei eine Rolle. Insgesamt besteht ein dynamischer Krankheitsprozeß mit laufenden Veränderungen im Nervensystem. Man findet dabei eine enge Korrelation zwischen Ausmaß der noziceptiven Erregung und der Empfindung im ZNS „Entkoppelung" (unter Verlust der inhibitorischen Einflüsse).

IV Therapiemöglichkeiten

1. Medikamentöse nichtinvasive Therapie

Die medikamentöse Therapie umfaßt verschiedene Präparategruppen, wobei grundsätzlich eher zentral wirkende Medikamente günstigere Effekte im Hinblick auf den Schmerz haben als solche mit peripherem Angriffspunkt.

Zu den Präparaten der 1. Wahl gehören bestimmte Antiepileptika, Antidepressiva und Opioide, mit Abstand auch Substanzen wie Lidocain (topisch), wobei selbst für diese Medikamente die Wirkungseffekte nur bei etwa 60 % liegen (Rowbotham et al. 2000).

1.1 Einfache Analgetika

Die generelle Wirksamkeit ist schlecht, da bei neuropathischen Schmerzen eine qualitative Änderung der Schmerzverarbeitung vorliegt. Die einfachen Analgetika werden meist in der Akutphase oder längerfristig als Additivmedikation eingesetzt. Zu diesen Medikamenten gehören in erster Linie die sogenannten antipyretisch wirksamen Analgetika, welche eine überwiegend periphere Wirksamkeit (unter anderem als Hemmer der Prostaglandinsynthese) haben. *Acetylsalicylsäure* oder *Paracetamol* sind bei schmerzhaften Neuropathien wenig effektiv, zu besseren, aber bescheidenen Effekten kommt es erst in höherer Dosierung, z.B. für Acetylsalicylsäure in einer Dosierung von 3–6 g pro Tag bzw. Paracetamol 2–3 g/Tag, diese Größenordnungen machen den Einsatz in der Langzeittherapie unmöglich. ASS wirkt analgetisch, antipyretisch und antiphlogistisch. Die Nebenwirkungen (insbesondere Mikroblutungen und Ulcerationen im Magen-Darm-Trakt, ev. Leber- und Nierenschädigung sowie asthmatische Reaktionen) und entsprechende KI sind strikt zu beachten.

Paracetamol wirkt in der angeführten Dosierung nur mäßig analgetisch, aber nicht antiphlogistisch. Höhere Dosierungen sind wegen des Ceiling-Effekts nicht sinnvoll. Die Verträglichkeit ist zwar besser als jene von ASS, doch ist die potentielle Lebertoxizität (insbesondere in Kombination mit Alkohol) zu berücksichtigen (Beubler 2000).

Metamizol hat periphere, aber auch zentrale Wirkqualitäten und ist offensichtlich analgetisch wirksamer als die vorgenannten. Peroral ist eine Größenordnung von 500–1000 mg 3–6 × täglich zu verabreichen. In Hinblick auf mögliche Blutbildschädigungen und Schockgefahr (bei i.v.-Gabe) ist besondere Vorsicht geboten.

Als weitere Möglichkeit stehen auch nichtsteroidale *Antiphlogistika* (NSAR) im engeren Sinn zur Verfügung, wobei in der Schmerztherapie besonders COX 2-antagonisierende Präparate verwendet und auch in Mischinfusionen systemisch eingesetzt werden können (z. B. Tenoxican, Diclofenac, Lornoxicam). Eine längere Therapie ist auch mit diesen Präparaten nur unter besonderer Kontrolle und Beachtung von KI und NW (Schädigungen im Magendarmtrakt, Blutungen (1–3 %), aber auch zentralnervöse Symptome wie Kopfschmerz, Verwirrtheit, Tinnitus etc.) bzw. unter Magenschutz möglich (Bonica 1990). Kombinationen untereinander sind nicht zu empfehlen.

Insbesondere bei allen Formen entzündlicher Neuropathien kann durch Gabe von *Corticosteroiden* (meist parenteral) eine günstige initiale analgesierende Wirkung erzielt werden (z. B. hochdosierte Stoßtherapie über wenige Tage mit 250–500 mg Prednisolon als Kurzinfusion über 3 Tage unter entsprechendem Magenschutz; ev. auch Gabe kleinerer Dosen wie 10–25 mg Aprednisolon peroral über einige Wochen). Die breite Palette möglicher Nebenwirkungen reicht u. a. von Magendarmulcerierungen über Osteoporose, diabetischer Entgleisung bis zum Cushing-Syndrom.

1.2 Opioide

Die nächste Präparategruppe umfaßt zentral wirksame Opioid-Analgetika. Opioide imitieren die Wirkung von Methenkephalin, welches sich an Opiatrezeptoren des nachgeschalteten Neurons bindet und damit die Erregungsleitung hemmt. Zugleich aktivieren die Opiate aber auch die absteigenden schmerzhemmenden Bahnen im Hirnstammbereich, kontrollieren den Schmerzinput am Hinterhornniveau und wirken auch im limbischen System, wodurch eine Schmerzdistanzierung bzw. Euphorisierung erzielt werden kann.

Die Indikationsstellung für die Anwendung der Opiate hat sich im Verlauf der letzten Jahre geändert; während früher fast ausschließlich Tumorschmerzen behandelt wurden, können Opiate heute auch in der Behandlung nicht maligner Schmerzen eingesetzt werden (Portenoy und Foley 1986, Zenz et al. 1991, Graven et al. 2000).

Allerdings sind Opiate nicht bei jeder Schmerzart gleichermaßen wirksam. So ist die Effektivität bei neuropathischen Schmerzen etwa im Vergleich zur postoperativen Schmerztherapie deutlich geringer, Opioide wirken besonders bei Dysfunktion primärer Afferenzen, weniger bei neuronaler Hyperaktivität im Hinterhorngebiet, sodaß insgesamt der Einsatz von Opioiden bei neuropathischen Schmerzen kontroversiell diskutiert wird (Baron und Maier 2000).

Bis in die späten 80er Jahre des letzten Jahrhunderts war die Ansicht vorherrschend, daß eben Opioide bei neuropathischen Schmerzen, wie überhaupt bei nicht malignen Schmerzen, nicht sinnvoll eingesetzt werden könnten. Es gab allerdings auch kaum kontrollierte Studien (und auch später meist nur für kleine Fallzahlen), oft handelte es sich überhaupt nur um anekdotische Mitteilungen (Galer 1998). Vielfach wurde angenommen, daß es durch den Einsatz von Opioiden in dieser Indikation gar nicht primär zu einem analgesierenden, sondern lediglich zu einem stimmungsaufhellenden Effekt mit nur sekundärem Schmerzbenefit käme. Aus experimentellen Untersuchungen konnte aber auf einen direkten analgesierenden Effekt auch bei neuropathischen Schmerzen geschlossen werden (Portenoy und Foley 1986).

Die vermutlich erste kontrollierte Studie von Arner und Meyerson 1988 ergab – allerdings bei nur 12 Patienten – keinen analgesierenden Effekt für neuropathische und andere idiopathische Schmerzbilder, Rowbotham et al. konnten erstmals 1991 zumindest für die Post-Zoster-Neuralgie mit i.v. Gabe von Morphin (0,3 mg/kg/KG) mit einer 33 % Ansprechrate auf einer VAS-Skala ggü. Placebo (13 %) über eine signifikante, wenn auch nicht besonders ausgeprägte Schmerzlinderung berichten. Bessere Ergebnisse fand seine Arbeitsgruppe (Rowbotham et al. 2000) durch die Gabe von i.v. Fentanyl (5,4 ug/kg/KG) ebenfalls bei Post-Zoster-Neuralgie. Gleichfalls mit i.v. Fentanyl konnten Dellemijn und Vanneste 1997 nachweisen, daß das Opioid (5 ug/kg/h jeweils über 5 Std. gegeben) ggü. Placebo und Diazepam eine 65 %ige Schmerzreduktion und eine Besserung der psychischen Verfassung bewirken konnte, demgegenüber hatten Placebo und Diazepam nur eine Wirkquote um 20 %, wobei die Sedierungseffekte bei Diazepam ausgeprägter als unter dem Opioid waren, es kam in der Diazepamgruppe auch nicht zu einer signifikanten Besserung der psychischen Begleitkomponente.

Mittlerweile liegen auch die Ergebnisse einiger kontrollierter Studien mit peroralen Opioiden (Tramadol, Oxycodon) bei postherpetischer Neuralgie bzw. diabetischer Polyneuropathie vor, die jeweils in sehr unterschiedlicher Dosierung und Studiendesign (allerdings bei in allen Studien gleichermaßen relativ hoher drop out Rate von rund 25%) – signifikante Besserungsergebnisse im Placebovergleich ergeben haben. Harati et al. fanden 1998 beispielsweise bei 82 Patienten mit diabetischer Polyneuropathie unter durchschnittlich 210 mg Tramadol pro Tag eine Besserung an einer 5teiligen Skalierung von 2,5 auf 1,4 Punkte (Placebo 2,6 auf 2,2). Sindrup et al. haben 1999 letztlich in einer Gruppe von 34 Patienten nach Gabe von durchschnittlich knapp 350 mg Tramadol pro Tag eine Besserung um 33 %, hingegen keine in der Placebogruppe festgestellt.

Die Effektivität von Opioiden bei neuropathischen Schmerzen wird also von einigen Autoren bezweifelt (Arnér und Meyerson 1988), andere – wie Portenoy und Foley (1986) – sind nicht ablehnend, aber skeptisch, wieder andere (Zenz et al. 1991, Dellemijn 1999, Beubler 2000, Rowbotham 2000) empfehlen den Einsatz von Opioiden bei neuropathischen Schmerzen.

Wenn – wie meistens – eine chronische (Langzeit-)Anwendung erforderlich wird, ist nur der Einsatz von Präparaten gerechtfertigt, die eine längere, mehrstündige Wirkdauer haben, d. h. Retardpräparationen. Die Unterscheidung in niederpotente (z. B. Codein) und hochpotente (z. B. Morphin) Analgetika dieses Typs ist dabei nicht das primäre Kriterium (Galer 1998). Die Anwendung erfolgt, wie in der Langzeitopioidtherapie allgemein üblich, nach einem fixen Dosierungsschema entsprechend den Richtlinien der WHO (Stufenschema, Begleitmedikation) und nicht als Gelegenheitsmedikation.

Dabei sind bei der Wahl des jeweiligen Präparates die entsprechende Wirkdauer und damit die Häufigkeit der Tagesverabreichung und der zu erwartende Analgesierungseffekt zu beachten. Die endgültige Dosierung ist unbedingt durch Titration festzulegen, d. h. es wird mit einer relativ niedrigen (Retard)-Dosis begonnen und diese stufenweise erhöht (anfangs können durchaus zusätzlich rasch wirksame Opioide additiv verabreicht werden). Die langsame Dosissteigerung bewirkt eine verminderte Anflutungsgeschwindigkeit (diese ist insbesondere bei i.v. Gabe sehr hoch) und man verhindert dadurch das Auftreten akuter psychotroper Effekte, aber auch die Wahrscheinlichkeit einer bedrohlichen Atemdepression, die unter retardierten Opioiden in der üblichen Dosierung kaum auftritt (Beubler 2000). (Im Bedarfsfall muß als Antidot sofort Naloxon gegeben werden.)

Weitere unerwünschte Effekte der Opioidtherapie sind besonders zu beachten. Dazu gehört in erster Linie die Obstipation, wobei obligaterweise im Rahmen einer Opioidtherapie Laxantien (z. B. Lactulose) mitverabreicht werden müssen. Es empfiehlt sich in den ersten Tagen der Therapie wegen der häufigen anfänglichen begleitenden Übelkeiten auch kleine Dosen eines Antiemeticums zu verabreichen, bei Juckreiz können Antihistaminica verordnet werden, bei eventuellem Blutdruckabsinken entsprechende Gegenmittel. Inwieweit eine Sedierung auftritt, ist von vornherein kaum abschätzbar, unter entsprechender einschleichender Titrierung ist dies meist kein Problem. Eventuell kommt es aber zur Potenzierung durch zusätzliche Gabe von Neuroleptica, Alkohol etc. Paradoxe dysphorische Verstimmungszustände können durch zusätzliche Antidepressivagabe gebessert werden.

Die Verwendung von solchen Präparaten in dieser Indikation ist somit zumindest vertretbar, wenn auch der Aspekt der Toleranz – und Abhängigkeitsbildung bei Patienten in dieser Leidensgruppe z. B. gegenüber Karzinomschmerzpatienten – wesentlich kritischer, insbesondere auch in Hinblick auf die längere Überlebenszeit, gesehen werden muß (Mindach 2000).

Verwendet werden unter anderem die (Retard)präparate von Tramadol (2×100 bis 2×20 mg/Tag) (große Affinität zu M-Rezeptoren, partieller Reuptakehemmer für Serotonin und Norodrenalin) bzw. Codein bzw. Dihydrocodein retard (4 bzw. 8–12 Stunden Wirkzeit, Einzeldosen von 30–120 mg). Etwa 10% der Bevölkerung sind allerdings infolge Enzymmangels Codein-unempfindlich (Beubler 2000). Es können auch orale Morphin Retard-Präparate in Tagesdosen von 20 bis 120 mg (Wirkdauer 8–12 Stunden) bzw. synthetische Opioide wie Buprenorphin – Wirkdauer 6–8 Stunden – sowie Levomethadon, Fentanylpflaster und andere verordnet werden. Jedenfalls handelt es sich dabei um unterschiedliche Substanzen mit unterschiedlichen Rezeptorpräferenzen (Dellemijn 1999).

Im Rahmen des Konsensusstatements der ÖSG zur Opioidtherapie (1997) wird festgehalten, daß in der Akuttherapie neuropathischer Schmerzen schwache Opioide die zweite und starke Opioide die dritte Wahl seien, wobei die Entscheidung sie einzusetzen schon möglichst frühzeitig getroffen werden sollte.

Zusammenfassend sei festgestellt, daß Opioide für die Therapie akuter neuropathischer Schmerzen sehr gut geeeignet sind und dabei zur ersten Wahl gehören. In der Behandlung chronisch neuropathischer Schmerzen können sie in Kombination mit Antidepressiva bzw. Antiepileptika, insbesondere bei deren Versagen oder ungenügender Wirkung, als Langzeittherapeutika eingestzt werden. Wenn auch nicht Therapeutika der allerersten Wahl, sollte die prinzipielle Entscheidung zu ihrem Einsatz dennoch relativ früh im klinischen Verlauf getroffen werden. Einsatzbereiche sind in erster Linie Polyneuropathien und Zoster-Neuralgien sowie zentrale Schmerzzustände.

1.3 Antidepressiva (AD)

An der analgesierenden Effektivität von Antidepressiva besteht kein Zweifel.

Auch in der Therapie neuropathischer Schmerzen ist die Behandlung mit Antidepressiva (und Neuroleptika) etabliert, wobei diese besonders bei *anhaltenden, brennenden Sensationen* (und weniger bei lanzinierenden Attakken) verwendet werden, eine Unterteilung, die allerdings u.a. nach Ansicht von Galer 1998 nicht gültig sei.

Die Erfahrungen mit AD beziehen sich in erster Linie auf Trizyklika (TZA) vom Amitriptylintypus und MAO-Hemmer (Getto et al. 1987).

Die Präparate der ersten Wahl sind Amitriptylin, Clomipramin und Imipramin sowie Doxepin, wobei unter Beachtung der Kontraindikationen und möglicher Nebenwirkungen eine einschleichende Therapie meist mit abendlichem Beginn, empfohlen wird (Watson et al. 1982, Kvinesdal et al.

1984). Man beginnt z. B. mit 10 mg Amitriptylin und steigert auf 25–75 mg (evt. noch höher), wobei im allgemeinen niedrigere Dosierungen als in der Depressionsbehandlung erforderlich sind.

Als wichtigste KI gelten die Kombination mit MAO-Hemmern, akute delirante Zustände, Intoxikationen mit zentral dämpfenden Substanzen, die Zeitspanne kurz nach Herzinfarkt und die Anfangsphase der Gravidität; besondere Vorsicht ist bei Engwinkelglaukom, Prostataadenom, Herz-(Reizleitungs)-Schäden und schweren Hepatopathien geboten.

An weiteren Nebenwirkungen sind u. a. die Sedierung, Neigung zu Orthostase, Mundtrockenheit, Schwitzen, Tremor, Akkomodationsstörungen zu erwähnen. Relative KI sind epileptische Anfälle.

Diese TZA erhöhen die Konzentration inhibitorischer Transmitter wie Serotonin und Noradrenalin im Synapsenbereich des ZNS durch Hemmung des Abbaus von Monoaminen und der Blockade der Wiederaufnahme von Serotonin und/oder Noradrenalin in die Neuronenterminale (sind also Reuptake-Hemmer wenn auch als Monoamin-Wiederaufnahmehemmer nur wenig selektiv). Die wesentliche betroffene Neuronenstecke ist jene, die aus dem periaquäduktalen Grau zum Rückenmark absteigt und am Hinterhorn die nozizeptive Aktivität mittels der inhibitorischen Transmitter hemmt. Vermutlich wird auch die Expression von Natriumkanälen und NMDA Rezeptoren blockierend beeinflußt.

Nicht sehr ausgeprägt ist ihre kompetitive Bindung an Endorphinrezeptoren, die Enkephalinspiegel im Tierexperiment steigen aber meßbar an. Die präsynaptischen Eigenschaften erklären großteils die antinoziceptive Wirkung, wobei aber postsynaptisch alle diese Substanzen alphaadrenerge Blocker sind und auch antihistaminische bzw. anticholinerge Wirkungen haben und zu einer Upregulation der 5HT1a-Rezeptoren beitragen, was möglicherweise den Effekt einer Wirkungszunahme bei Langzeittherapie erklären könnte (Bromm 1996).

Bekanntlich besteht ein Circulus vitiosus zwischen Schmerz und Depression, wobei aber eine depressive Verstimmung keine Voraussetzung für die Schmerztherapie mit Antidepressiva darstellt. Die analgetische Wirkung dieser Antidepressiva ist experimentell und klinisch nachgewiesen und beruht nicht nur auf einer (indirekten) antidepressiven Wirkung, welche natürlich im Rahmen chronischer Schmerzzustände als häufiges Begleitsymptom günstigerweise mittherapiert werden kann (Bromm 1996).

Der Effekt auf den Schmerz ist dabei unabhängig vom antidepressiven oder eventuell sedierendem Effekt (Max und Ma 1987, Onghena und Houdenhove 1992). Die ersten Therapieversuche in der Schmerztherapie mit Amitriptylin (Woodforde et al. 1965 und später Taub 1973) hatten noch die Effektivität als Antidepressivum, sozusagen als Begleittherapie, im Auge (bzw. wollten sie eigentlich eine Fluphenazin-Therapie durchführen, das Amitriptylin wurde nur zur Behandlung der Nebenwirkungen appliziert).

In mehreren großangelegten Metaanalysen geeigneter Studien (in zahlreichen Arbeiten der letzten 30 Jahre wurde oft nur über wenige behandelte Fälle und ohne geeignetes Studiendesign berichtet) konnte die Wirksamkeit der Antidepressiva als Analgetika in verschiedenen Indikationen nachgewiesen werden, insbesondere bei schmerzhaften Neuropathien, Postzosterneuralgien, atypischem Gesichtsschmerz, Spannungskopfschmerz, Fibromyalgie, aber auch bei zentralen Schmerzen (Feuerstein 1997). So konnten Getto und Mitarbeiter 1987 in einem Pooling von vier Studien eine Wirksamkeit von 68 % für Antidepressiva und nur 13 % für Plazebo berechnen (wobei im allgemeinen gerade in der Schmerztherapie mit viel höheren Plazebowirkraten zu rechnen ist). In einer Metaanalyse fanden Onghena und Houdenhove (1992) in 39 Studien mit unterschiedlicher Schmerzsymptomatik gegenüber Plazebo eine allgemeine Verbesserung von 74 %. Noch spezifischer und ausschließlich auf neuropathische Schmerzen ausgerichtet sind die Metaanalysen von Max (1995) und von McQuay et al. (1996), die plazebokontrollierte Behandlungen in 13 bzw. 17 Studien überprüft haben. Es fanden z.B. McQuay et al. dabei in sechs von dreizehn Therapiestudien bei diabetischer Polyneuropathie und in zwei von drei Studien bei postherpetischer Neuralgie für verschiedene tri- und tetracyklische Antidepressiva eine signifikante Überlegenheit gegenüber Plazebo mit hohen Odds Ratio Werten von 3,6 (95 %, CI 2,5–5,2) und 6,8 (95 % CI 3,5–14,3) heraus (siehe auch Tab. 3). Eine signifikante Wirkabstufung der Trizyklika untereinander kam nicht zur Darstellung, doch waren TZA in der Effektivität dem tetrazyklischen Antidepressivum Maprotilin und Mianserin überlegen. (Im übrigen gab es Placeboeffekte zwischen 0 und 75 %!).

Die moderneren, selektiven Serotonin-Reuptakehemmer (SSRI) (Juns et al. 1997) wie Citalopram, Fluoxetin, Fluvoxamin, Paroxetin oder Sertralin und andere sind zwar auf Basis ihrer pathophysiologischen Wirkweise (und der Effektivität in der Depressionstherapie) von der theoretischen Konzeption her auch für Schmerztherapie geeignet, doch konnten in den bisherigen wenigen Studien signifikante Wirkungen bzw. eine Überlegenheit gegen TZA (Sindrup und Jensen 1999) nicht zweifelsfrei nachgewiesen werden; die Arbeitsgruppe um Sindrup fand allerdings schon 1990 für Paroxetin (zwar weniger effektiv als Imipramin, aber besser als Placebo) bzw. 1992 für Citalopram (vs. Placebo) eine Effizienz bei schmerzhaften Neuropathien (Max et al. fanden aber 1992 zwischen Fluoxetin und Placebo bei PNP keine Differenz). Zuletzt gibt es aber Hinweise, daß selektive Serotonin und Noradrenalin Reuptake-Inhibitoren wie Mirtazapin und Venlafaxin (Taylor und Rowbotham 1995) – zumindest in unkontrollierten Studien – effektiv sind, diesbezüglich sind kontrollierte Untersuchungen noch vor dem Abschluß.

Es geht aus diesen Studien hervor, daß die wenigen untersuchten „modernen" Antidepressiva (solche existieren nur für Citaloprom, Fluoxetin, Mirtazapin, Paroxetin, Sertralin, Venlafaxin) – und eine frühe Studie mit

Zimelidin, einer Substanz die wegen ihrer NW nicht mehr im Handel ist und bei PHN wirkungslos gewesen ist (Watson und Evans 1985) – zwar eine gewisse analgetische Wirkung haben, aber in Studien den herkömmlichen AD unterlegen sind.- Allerdings ist das NW bzw. KI Profil der modernen AD – aufgrund weitgehenden Fehlens cholinerger Eigenschaften – günstiger als jener der Trizyklika (im wesentlichen kommt es dabei zu – meist nur passageren – gastrointestinalen Beschwerden, Schwindel, Schlafstörungen, ev. Kopfschmerzen und Agitation oder Müdigkeit. Gewichtszunahme ist häufig. Hyponatriämie ist auszuschließen, auf Leberschädigungen ist zu achten, unklar ist ob bei aktiver Epilepsie eine solche Behandlung möglich ist).

Neuroleptika, wie z.B. Phenothiazine oder Butyrophenone wurden früher meist in niedriger Dosierung additiv verordnet, wirken über eine Blokkade der Rezeptoren monoaminerger inhibitorischer Transmitter wie Noradrenalin, Dopamin und 5-HT, wobei eher ein Angriffspunkt am nigrostriatalen System im Sinne einer Dämpfung anzunehmen ist. Für den unterschiedlichen Wirkort spricht auch die Potenzierung analgesierender Effekte bei Kombination von Neuroleptika und Antidepressiva, wenn auch in Metaanalysen der zweifelsfreie Nachweis einer intrinsischen Potenz nicht gelingt (Nix 1998). Problematisch ist die sedierende Wirkung und Gefahr extrapyramidaler NW bzw. Auslösung einer Dysphorie.

Tranquilizer sind längerfristig als Analgetika unwirksam, sind sedierend, führen zu Abhängigkeit und sind somit obsolet (Max 1988a), aber ev. passager als additives Muskelrelaxans verwendbar.

Als *resumierende Therapieempfehlung* kann man festhalten, daß in der Schmerztherapie nach wie vor Trizyklika die Medikamente der ersten Wahl sind. Amitriptylin ist die überlegene Substanz; wenn TZA nicht wirksam sind, werden andere kaum eine Besserung bringen. Wenn TZA zwar wirksam sind aber intolerable NW auftreten, soll auf SSRI o.ä. ausgewichen werden (ebenso bei primären Kontraindikationen). Wenn aber nach primärer Therapie SSRI versagen, sollen jedenfalls TZA probiert werden.

1.4 Antiepileptika

Antiepileptika wirken – vereinfacht dargestellt – membranstabilisierend durch Hemmung von schnellfeuernd spannungsabhängigen (Natrium-) Kanälen, durch Verstärkung der (GABA-ergen) inhibitorischen synaptischen Übertragung in bestimmten Teilen des nozizeptiven Systems bzw. Hemmung der glutamatgesteuerten excitatorischen Transmission (insbesondere der NMDA Rezeptoren) und der posttetanischen Potenzierung. Die meisten Antiepileptika haben mehrere, kombinierte Wirkmechanismen. Vielfach ist der Wirkmechanismus nur mangelhaft aufgeklärt (z.B. Valproat).

Die meisten gebräuchlichen Antiepileptika wirken in erster Linie über die Blockierung der Natriumkanäle (Ausnahmen sind Tiagabin, welches ausgeprägt gabaerg wirkt, auch Valproat und Gabapentin scheinen die Na-triumkanäle kaum oder nur schwach zu beeinflussen). Bei neuropathischen Schmerzen werden bekanntlich ektope Impulse durch die Dysfunktion der sensorischen Neurone und ihrer Axone geriert und wenn zentrale Neurone sensibilisiert sind, führen bereits an sich physiologische Reize zu pathologischen Sensationen. Eine Blockade der Natriumkanäle unterbricht an der putativen Läsionsstelle die abnorme Entladung. Dabei werden ektope Impulse durch Natriumkanal blockierende Antiepileptika (und Substanzen wie Lidocain) schon in 2–3× niedrigerer Konzentration blockiert als für eine normale Impulsblockade notwendig wäre, sodaß infolge dieser Natriumkanalempfindlichkeit keine potentiell toxischen Dosen erforderlich sind (Rowbotham et al. 2000). Es wird die neuronale Übererregbarkeit nicht aber die normale Aktivität gehemmt.

Antiepileptika gehören seit Jahrzehnten zur Standardtherapie der Gesichtsneuralgien, wobei in erster Linie Carbamazepin und früher auch das Phenytoin eingesetzt wurden (Killian und Fromm 1968, Clifford-Rose und Johnson 1997).

Man hat in der Folge Antiepileptika auch bei anderen neuropathischen Schmerzen, wie der Polyneuropathie, der Postzosterneuralgie und bei zentralen Schmerzen, insbesondere bei *brennend-lanzinierend einschießendem bzw. allodynischem* Schmerzcharakter verwendet.

Die älteste Substanz ist *Diphenylhydantoin* (DPH), die in einer Dosierung von 200–400 mg/Tag auch analgesierend wirksam ist (die Dosierung muß wie letztlich bei allen Antiepileptika schrittweise und einschleichend erfolgen, sie richtet sich dabei nach individueller Verträglichkeit und Effizienzbedarf). Die Überprüfung der aktuellen Plasmawirkspiegel ist ratsam, um eventuelle Intoxikationen auszuschließen bzw. zu vermeiden, weniger um den tatsächlichen Nachweis aus der Epilepsiebehandlung bekannte therapeutische Wirkspiegel erreicht zu haben.

Die wichtigsten Nebenwirkungen (es ist weder für diese noch die anderen Substanzen möglich, in diesem Rahmen auf alle relevanten Nebenwirkungen einzugehen, es sollen nur exemplarisch die jeweils wichtigsten erwähnt werden) sind gastrointestinale Beschwerden, Müdigkeit, Vertigo, Nystagmen (infolge der nicht-linearen Kinetik sind besonders häufig Intoxikationen möglich) sowie Auftreten von Hautausschlägen, eventuell Gingiva-Hypertrophie. Verwertbare Studien über die Effektivität von DPH in der Schmerztherapie sind selten bzw. über 20 Jahre alt, bestätigen aber in einem Placebo-kontrollierten Crossover-Versuch nach Angaben von Chadda et al. 1978 die Effektivität, während Saudek et al. 1977 keine relevante Wirkung von DPH nachweisen konnten.

Carbamazepin ist die Standardsubstanz in der Therapie von Gesichtsneuralgien. Dabei wird CBZ in 100 mg Dosen innerhalb von einigen Tagen auf 400 bis maximal 1400 mg (übliche Dosierung 600–900) erhöht, wobei dann eine Umstellung auf entsprechende Retard-Präparate zu empfehlen ist. CBZ hat eine strukturelle Ähnlichkeit mit trizyklischen Antidepressiva, wird zu über 70 % an Proteine gebunden und hat eine lange Halbwertszeit. Allerdings fällt die Wirkung bei Dauermedikation oft ab, sodaß entsprechende Dosisanpassungen erforderlich sind. Das Nebenwirkungsprofil ist günstig (Schwindel, Ataxie, Müdigkeit, Übelkeit) (Schupp et al. 1988).

Global wird die Effektivität als gut bezeichnet; es zeigt sich jedoch, daß – nach unserem Wissen – nur wenige verwertbare Studien (und auch diese meist schon älterem Datums) vorhanden sind; so konnten McQuay et al. 1995 für die Metaanalyse von 37 Medikamentenarbeiten letztlich nur 20 auswerten und resumierend (allerdings für unselektierte akute und chronische Schmerzen) feststellen, daß CBZ bei Kopfneuralgien tatsächlich einen analgesierenden Effekt (Kilian und Fromm 1968) hat, aber vielfach auch limitierende Nebenwirkungen. In dieser Analyse fanden sich lediglich eine (ältere) positive Mitteilung über die Therapie der schmerzhaften diabetischen Polyneuropathie (Rull et al. 1968) und nur zwei über relativ positive Erfahrungen beim Herpes Zoster (Gerson et al. 1977, Keczkes und Basheer 1980) bzw. eine bei zentralen Schmerzen (Leijon und Boivie, 1989, CBZ nicht besser als Placebo). Weitere neuere Studien mit diesen Substanzen liegen nicht vor (Kingery 1997, Sartor und Thoden 1997).

Für *Oxcarbazepin* (im allgemeinen wird eine etwas höhere Dosierung als bei Carbamazepin gewählt, geringere Nebenwirkungsrate) gibt es in der Indikation der Schmerztherapie lediglich eine Untersuchung von Zakrzewska und Patsalos (1989), wobei Oxcarbazepin bis 1200 mg ggü. Placebo signifikant wirksamer war (n = 7, Carbamazepin-resistente Patienten).

Valproat, dessen Wirkmechanismus kaum aufgeklärt ist (Aktivierung gabaerger Neurotransmitter? Reduktion der Freisetzung von Neuropeptiden wie Substanz P?) wird als relativ gut verträglich beschrieben (Nebenwirkungen: Müdigkeit, gastrointestinale Beschwerden, hämatologische und hepatologische Veränderungen, Haarausfall) gehört in einer Dosierung von 600–1200 mg/Tag zu den Präparaten der 1. Wahl in der Migräneprophylaxe, wurde aber bei neuropathischen Schmerzen bisher kaum eingesetzt. In einer Untersuchung von Drewes et al. 1994 bei zentralen Schmerzen konnte ggü. Placebo keine signifikante Besserung (wohl aber für Amitriptylin) nachgewiesen werden.

Ein weiteres modernes Antiepileptikum ist *Lamotrigin*, ebenfalls eine Substanz mit natriumkanalblockierender Hauptwirkung und analgesierender Potenz. Es muß zu Beginn der Therapie eine sehr niedrige Dosis (25 mg) gewählt werden, die langsam auf 200–400 mg/Tag gesteigert werden kann. Die Verträglichkeit ist gut, es kommt gelegentlich zu Schwindel, Müdigkeit, Kopfschmerzen und Übelkeit und in der Anfangsphase der Therapie bei rund 5 % der Patienten zu allergischen Hautreaktionen, medikamentöse Interaktionen sind möglich (Harbison et al. 1998, Webb und Kamali 1998).

Eisenberg et al. haben erstmals 1998 im Rahmen einer unkontrollierten Studie bei diabetischer Neuropathie auf die Effektivität dieser Substanz bei neuropathischen Schmerzen hingewiesen. In weiterer Folge haben Luria et al. (2000) in einer randomisierten Placebo-kontrollierten Studie an 108 Patienten mit diabetischer Neuropathie zwar eine signifikante Besserung im Vergleich zu Placebo insbesondere für die Spontanschmerzen nachgewiesen, der Gesamteffekt allerdings ergab auf einer numerischen Skala lediglich eine Wertbesserung von 6,5 auf 3,8 (Placebo 6,6 auf 5,2) und eine 50 %ige Besserung trat nur bei 9 (Placebo 3) Patienten auf. In einer weiteren kontrollierten Studie (McLeane 1999) konnte an einer größeren Patientengruppe mit gemischten neuropathischen Schmerzen kein signifikanter Effekt nachgewiesen werden. Lampl et al. haben allerdings schon 1996 in einer offenen Studie an 42 Patienten mit gemischten neuropathischen Schmerzen (50–300 mg/d) einen signifikanten Abfall der Schmerzskores von 8,06 auf 2,8 festgestellt und die gute Verträglichkeit betont. Kasuistische Berichte gibt es auch über die gute Wirksamkeit bei zentralen Schmerzen (Canavero und Boncalzi 1996). Andererseits scheint die Substanz z.B. HIV-assoziierten neuropathischen Schmerzen (Simpson 2000, allerdings letztlich nur kleine verwertbare Patientengruppe) wirksam zu sein, möglicherweise auch – zumindest als additive Therapie – in der Behandlung der Trigeminusneuralgie wie Zakrzewska et al. 1997 in einer Doppelblind-Crossover-Studie im Vergleich mit Carbamazepin und Phenytoin berichtet haben.

Eine weitere antiepileptische Substanz ist *Topiramat*, welches über die spannungsabhängige Blockade der Natriumkanäle und Aktivierung von Gaba am Gaba A-Rezeptor bzw. Blockierung des Kainat-Glutamat-Rezeptors wirkt. Die Titration beginnt im allgemeinen mit 25 mg abends und wird in 2wöchigen Intervallen bis 100, maximal 200 mg po Tag erhöht. An Nebenwirkungen ist infolge des Carboanhydrase-hemmenden Effektes das Auftreten von Nierensteinen möglich, aber auch Gewichtsverlust, Sedierung bzw. psychomotorische Verlangsamung und Koordinierungsstörungen sind möglich. Die Wirkpotenz des Präparates als Schmerztherapeutikum und sein Einsatzbereich ist vorerst unklar, wobei es einige Hinweise auf eine mögliche Effektivität in der Migräne und Clusterkopfschmerzprophylaxe gibt sowie einen kasuistischen Bericht von Baiwa et al. über gute Wirksamkeit bei Interkostalneuralgie (1999) und besser dokumentiert in einer offenen Dosisfindungsstudie bei 40 Patienten mit gemischten neuropathischen Schmerzen, die zufriedenstellende Überblicksergebnisse ergab (Timberlake, Symposion Lissabon 2000). Zuletzt konnten Edwards et al. (2000) an einer kleinen Gruppe von Patienten mit diabetischer Polyneuropathie gegenüber Placebo eine signifikante Schmerzreduktion nachweisen.

Gabapentin schließlich, eigentlich als Gabamimetikum konzipiert, wirkt zwar nicht auf die Gabarezeptoren, möglicherweise aber auf Glutamin und so ausgleichend zwischen exzitatorischen und inhibitorischen Neurotransmittern bzw. blockierend auf den A2-Delta Anteil d. Kalziumkanäle, ist nach ersten experimentellen Berichten – ähnlich wie CBZ im Stande die Spontanaktivität spinaler Neurone zu unterdrücken und auch nach rezenten klinischen Erfahrungen (Mellick und Mellick 1995, Rosner et al. 1996, Sist et al. 1997, Attal et al. 1998, Laird und Gidal 2000, Block 2001) bei neuropathischen Schmerzzuständen (CRPS, PNP, Trigeminusneuralgie) wirksam. Die Dosierung liegt zwischen 2100 und 3600 mg/Tag und kann in wenigen Tagen in 300 mg Titrationsschritten erreicht werden; dabei werden nur geringe Nebenwirkungen beschrieben (u.a. Müdigkeit, Kopfschmerz, Ataxie). Mittlerweile liegen auch die ersten kontrollierten klinischen Studien vor (Backonja et al. 1998, Rowbotham et al. 1998), die die gute Wirksamkeit bei PNP und Zosterneuralgie belegen. Es gibt auch Hinweise auf eine Effektivität bei Trigeminusneuralgie bzw. in der Migräneprophylaxe.

Inwieweit andere neuere Antiepileptika wie *Felbamat*, *Vigabatrin* und *Tiagabin* auch bei neuropathischen Schmerzen verwendet werden können, ist vorerst nicht entscheidbar, es gibt für diese Substanzen nur Fallberichte bzw. offene Studien in den Kopfschmerzindikationen.

Antiepileptisch wirksame *Benzodiazepine* (Diazepam, Clonazepam) verstärken die GABA-Aktivität und haben nur einen mild ausgeprägten analgesierenden (antinozizeptiven) Effekt; wenn aber eine tonische Reflexaktivität mitvorliegt (Muskelverspannung), kann die muskelrelaxierende Eigenschaft der Benzodiazepine günstig sein, ebenso der additive zentral dämpfende und psychisch entspannende Effekt (cave ungezielte Einnahme und längere Verwendung) – (siehe auch Kap. 1.3).

Zusammenfassend gehören Antiepileptika in der Behandlung neuropathischer Schmerzen (bevorzugt für die attackenförmigen Verläufe) zur ersten Wahl, wobei Carbamazepin (trotz der etwas dürftigen Datenlage aus jüngerer Zeit) insbesondere in der Indikation der Kopf- und Gesichtsneuralgien verwendet wird. Gabapentin hat sich mittlerweile allgemein etabliert, wobei sein zusätzliches Positivum die gute Verträglichkeit darstellt. Die Einsatzbereiche von Lamotrigin und Topiramat sind vorerst noch nicht endgültig abgegrenzt.

1.5 Evaluation von Antidepressiva und Antiepileptika

In Metaanalysen wird auch versucht die Wirkpotenz der Präparate zu evaluieren. Ein häufig verwendetes Verfahren ist jenes, bei welchem die Anzahl der Patienten bestimmt wird, die notwendig ist um bei *einem* Patienten eine zumindest 50% Besserung (Intensität oder Frequenz oder andere Meßwerte)

Tab. 3

Sudienanzahl	PNP (n=13)			PHN (n=3)			V-Neuralgie (n=3)		
Antidepressiva	NNT	NNH	NNQ	NNT	NNH	NNQ	NNT	NNH	NNQ
Trizykl. AD (gemischt) (x)	2,4 (2,0–3,0)	2,8	19	2,3 (1,7–3,3)	6	20			
Trizykl. AD Serot/ Noradr. (xx)	2,0 (1,7–2,5	–	–	2,4 (1,8–3,9)					
Trizykl. AD Noradren. (xx)	3,4 (3,3–6,6)			1,9 (1,3–3,7)					
SSRI (xx)	6,7 (3,4–43!)	–	–	3,7 (2,9–5,2)	–	22			
Antiepileptika									
DPH (n=2) (x)	2,1 (1,5–3,6)	9,5 (4,9–30)	–						
CBZ (n=1) (x)	3,3 (2–9,4)	1,9 (1,4–8)	15 (6,4–18)				2,6 (2,2–3,3)	3,4 (2,5–5,2)	24 (13,5–28)
Lamotrigin (n=1) (x)							2,1 (1,3–6,1)		
Gabapentin (n=1) (xx)	3,7 (2,4–8,3)	–	–	3,2 (2,4–5,0)					
Opioide									
Tramadol (n=1) (xx)	3,4 (2,3–6,4)			2,5 (1,6–5,1)					

(x) = McQuay et al 1995, 1996; (xx) = Sindrup u. Jensen 1999
Serot/Noradr.: Amitriptylin, Clomipramin, Imipramin
Noradr.: Desipramin, Maprotilin, Nortriptylin
SSRI: Citalopram, Fluoxetin, Paroxetin
n = Studienanzahl
In Klammern: Konfidenzintervalle

zu erreichen, der sonst – lt. Annahme – weiter Schmerzen hätte, wenn (auch) er Placebo erhielte.

Man spricht von einer Maßzahl NNT (number needed to treat); ebenso werden leichtere Nebenwirkungen der Medikation erfaßt (number needed to harm, NNH) bzw. schwere NW, die die Beendigung der Therapie erforderlich machen (number needed to quit, NNQ). Dazu wird das jeweils 95 %-Konfidenzintervall angegeben. Je niedriger der NNT Wert, desto effektiver ist die klinische Wirkung.

In Metaanalysen von McQuay et al. 1995 bzw. 1996 sowie Sindrup und Jensen 1999 finden sich solche Angaben für einige Antidepressiva und Antiepileptika bzw. Tramadol.

Für (diabetische) PNP und postherpetische-Neuralgien sowie Trigeminusneuralgie werden solche Werte in der Tabelle 3 angeführt. Man muß dabei in all diesen Ergebnissen die absolute Zahl der Therapierten bzw. die Anzahl der verwerteten Studien berücksichtigen.

Lediglich für die Therapie der Polyneuropathie mit AD gibt es mit 13 Studien eine ausreichende Anzahl von Untersuchungen, wobei sich zeigt, daß letztlich trizyklische Antidepressiva insbesondere jene mit kombiniertem serotonerg-noradrenergem Wirkungsschwerpunkt den SSRI überlegen sind.

In der Behandlung der postherpetischen Neuralgie ist diese Tendenz nicht in diesem Ausmaß ausgeprägt, hier findet sich eher sogar ein Trend zur Bevorzugung überwiegend noradrenerg wirksamer Trizyklika.

Abgesehen von der Behandlung der Trigeminusneuralgie gibt es für die *Antiepileptikatherapie* bei PNP und PHN nur einzelne in diesem Zusammenhang verwertbare Studien.

Diese Daten würden bedeuten, daß z.B. von 100 Patienten mit einer PNP unter einer Schmerztherapie mit trizyklischen Antidepressiva im Durchschnitt 30–35 eine Symptomverbesserung um zumindest 50 % erfahren, und dabei geringe NW bei rund 30 und gravierende NW bei 5 Patienten zu erwarten sind.

1.6 Antiarrhytmika, Lokalanästhetika

Schon seit langem werden Lokalanästhetika bzw. Antiarrhythmika zur Behandlung von Nervenschmerzen verwendet (Kalso et al. 1998). War es anfangs eher Procain, gibt es zuletzt vorwiegend Hinweise auf die gute Effektivität von Lidocain.

Lidocain ist ein unspezifischer Natriumkanalblocker, welcher systemisch verabreicht (üblicherweise i.v. ev. auch s.c.; eine orale Medikation steht nicht zur Verfügung; topische Anwendung ebenfalls möglich) und sowohl bei peripheren als auch (allerdings weniger effektiv) bei zentralen neuropathischen Schmerzzuständen in Verwendung steht. Insbesondere könnte der Deafferenzierungsschmerz günstig beeinflußt werden, dabei vor allem die Symptomatik der mechnischen und thermischen Allodynie bzw. der Hyperalgesie. Das Effektivitätsausmaß ist demnach von der zugrundeliegenden klinischen Diagnose aber auch vom Läsionsort abhängig (Galer et al. 1993).

Durch Mexiletin und Lidocain werden offenbar ektope Impulse in 2–3× niedrigerer Konzentration blockiert, als für normale Impulse erforderlich ist. Wegen dieser Empfindlichkeit der Natriumkanäle ist die systemische Gabe ohne Gefahr einer Intoxikation möglich (Rowbotham 2000).

Die genaue Wirkungsweise ist nicht aufgeklärt, es könnte sich dabei um eine generelle Änderung der Schmerzperzeption oder eine besondere Wirkung auf einzelne spezielle Schmerzsymptome handeln (Boas et al. 1982, Kalso et al. 1998, Oskarsson et al. 1999, Dickenson und Chapman 2000, Mao und Chen 2000).

Lidocain wird im allgemeinen i.v. verabreicht, wobei meist Dosierungen von 5 mg pro kg KG (in einzelnen Studien auch kleinere Dosen) entweder als Bolus oder besser als Kurzinfusion (30–60 Min. Dauer) verwendet werden. Abhängig von der Anflutungsgeschwindigkeit und auch vom erreichten Plasmaspiegel ist das Einsetzen der Wirkung innerhalb weniger Minuten bis protrahiert zu erwarten. Die Wirkung hält auch im optimalen Fall kaum länger als 1–2 Stunden an. Eine Blockade der Nervenleitfähigkeit wird mit den üblichen Dosen nicht hervorgerufen, wohl aber eine Beeinflussung der ektopischen peripheren Nervenaktivität (Devor et al. 1992).

Die Nebenwirkungsrate ist relativ hoch, wobei es in erster Linie zu Kopfschmerzen, Lichtempfindlichkeit, Herzrhythmusstörungen, Tremor, gastrointestinalen Problemen etc. kommen kann.

Das klinische Haupteinsatzgebiet ist die Behandlung schmerzhafter Polyneuropathien bzw. von Nervenverletzungen und zentralen Schmerzen (Kastrup et al. 1987, Bach et al. 1990, Galer 1998), wobei jeweils in kontrollierten Studien die Effektivität nachgewiesen werden konnte. Rowbotham et al. berichteten 1999 über gute Wirkung bei postherpetischer Neuropathie und Brose und Cousins (1991) schließlich auch über eine solche Karzinom-assoziierte Polyneuropathie, selbst bei Patienten, die auf Opiate nicht angesprochen haben.

Die Wirkung hält wie erwähnt nur kurz an, das Präparat ist für eine Langzeittherapie nicht geeignet, insbesondere auch, da es keine orale Präparation gibt. Andererseits kann mit einer Lidocain-Infusion je nach Ansprechen abgeschätzt werden, ob allenfalls eine nachfolgende orale Medikation mit einem Präparat wie Mexiletin wirksam sein wird bzw. ob dessen Wirkung potenziert werden kann (Galer 1993).

Mexiletin ist ein orales Analogon des Lidocains. Es wird zwar gastrointestinal schlecht vertragen und hat kardiale Kontraindikationen, ist aber andererseits mit einer Tagesdurchschnittsdosierung von 100–750 mg (einschleichende Dosierung!) offenbar bei diabetischer Neuropathie wirksam

(Dejgard et al. 1988), was aber u.a. von Stracke et al. 1992 nicht eindeutig bestätigt werden konnte.

Lidocain kann bei Neuropathien allenfalls auch topisch in Gelform angewendet werden (Kissin et al. 1980, Galer 1998) – (siehe 1.9).

Als *Resümee* ergibt sich für Lidocain und ähnliche Präparate im Hinblick auf die relativ kurze Wirkdauer keine Indikation für eine Langzeittherapie, obwohl in Einzelfällen Patienten mit Polyneuropathien oder regionalen Nervenläsionen, möglicherweise auch solche mit zentralen Schmerzen, profitieren können. (Auch das orale Mexiletin gehört nicht zur Routinetherapie.)

1.7 NMDA-Antagonisten

Die Aminosäure Glutamat ist ein maßgeblicher exzitatorischer Transmitter, seine diversen Rezeptoren sind membranständig. Die Rezeptoren sind ubiquitär im ZNS vorhanden. Einer dieser Rezeptoren nämlich der glutamaterge NMDA (M-Methyl-D-Aspertat) Subtypus reguliert u.a. auch den Kalziumeinstrom in die Zelle. Dieser Membrankanal wird unter Ruhebedingungen durch Magnesium blockiert, bei Depolarisation aber verläßt das Magnesium den Ionenkanal und macht diesen für die Aktivierung des NMDA-Rezeptors frei. Über ihren Einfluß auf die Kalziumkanäle sind die NMDA-Rezeptoren in den Mechanismus der zentralen Sensibilisierung eingebunden und stehen auch möglicherweise in Wechselwirkung mit Opiatrezeptoren. Generell können Schmerzafferenzen die NMDA-Rezeptoren erregen, die Opiate hingegen führen zu einer Verminderung der Rezeptorenschwelle und damit sukzessive zu einem erhöhten Opiatbedarf, woraus sich im Rahmen chronischer nozizeptiver Irritation eine neuronale Sensibilisierung und letztlich eine Toleranz gegen Opioide mitentwickeln kann.

Die NMDA-Rezeptor-Antagonisten sind nach den bisherigen klinischen Erfahrungen, allerdings jeweils nur an kleinen Patientenkollektiven untersucht – und auch diese überwiegend in der Indikation als präoperative analgesierende Maßnahmen – offenbar besonders gegen Allodynie und den Summationseffekt wirksam. Die bisher verwendeten Präparate sind Dextromethorphan, Ketamin, und Mementin bzw. das sehr ähnliche Amantadin.

So wird *Dextromethorphan* als NMDA-Kanal-Antagonist (und Hustenmittel) in der Schmerztherapie eingesetzt. In einer Placebo-kontrollierten Studie bei schmerzhaften Polyneuropathien (nicht aber bei Postzosterneuralgien) konnte von Nelson et al. 1997 über eine signifikante Besserung der anhaltenden Schmerzen berichtet werden. In einer Gruppe mit gemischten (zentralen und peripheren) neuropathische Schmerzen fanden McQuay et al. 1994 zwar eine allgemeine Besserungstendenz, aber keine Signifikanz.

Ein anderer NMDA-Antagonist, *Ketamin*, war intravenös in kontrollierten Studien bei Post-Zoster-Neuralgie wirksam (Eide et al. 1994). In einer kontrollierte Studie mit oraler Medikation (kombiniert mit Morphin) fand diese Forschergruppe (Eide 2000) ebenfalls eine höhere Wirkeffektivitätsrate, wenn auch nicht für alle untersuchten Parameter (insbes. aber für wind up-ähnliche Phänomene).

Memantin hingegen war in der Therapie der Zosterneuralgie nicht ausreichend effektiv (Eisenberg et al. 1998).

Andererseits scheint auch *Amantadin* (üblicherweise in der Parkinsonbehandlung verwendet) auch als NMDA-Rezeptor-Antagonist (Kornhuber et al. 1995) bei neuropathischen Schmerzen wirksam zu sein, kontrollierte Studien stehen aber vorerst nicht zur Verfügung.

Die differenzierte Wirksamkeit der diversen Präparate und das umschriebene Einsatzgebiet sind nicht endgültig definiert (Headley 1999, Wiedemann 1997).

Der therapeutische Einsatz von NMDA-Antagonisten ist infolge der zahlreichen und ausgeprägten Nebenwirkungen in den entsprechenden therapeutischen Dosen limitiert. Im Vordergrund stehen dabei psychomimetische Nebenwirkungen (Olney und Farber 1995), wobei es zu Angstträumen, Halluzinationen und ängstlich gefärbten delieranten Zuständen kommen kann, weiters können visuelle Störungen u.a. Farbperzeptionsveränderungen sowie Körperveränderungsgefühle aber auch Benommenheit und Übelkeit auftreten. Leberfunktionsstörungen sind möglich, häufig ist die Mundtrockenheit störend, auch das Gedächtnis kann beeinträchtigt sein.

Besonders ausgeprägt sind die Nebeneffekte im Rahmen einer Therapie mit Ketamin, am besten wird aus der Gruppe der NMDA-Antagonisten Amantadin vertragen. Die Nebenwirkungen können durch Gabe von Benzodiazepinen reduziert werden, in der Kombination mit Morphin kann die zum Einsatz kommende Dosis der NMDA-Antagonisten reduziert werden (Eide 2000).

Zusammenfassung: Die NMDA-Rezeptor-Antagonisten sind im Hinblick auf die unsicheren Indikationsbereiche und ihre hohe Nebenwirkungsrate vorerst keine Präparate der ersten Wahl, gehören aber zu den vielversprechenden Zukunftsforschungsschwerpunkten.

1.8 Diverses

Clonidin als peripherer Alpha 2 Rezeptor-Agonist ein *Sympathicolyticum* mit additiver zentraler Wirkung (prae und postsynaptische „Modifikation" der Schmerztransmission auf spinaler Ebene) kann oral, transdermal und intrathekal u.a. bei Zoster-Neuralgien oder CRPS angewendet werden, wobei offenbar die transdermale Clonidingabe auch bei schmerzhafter diabetischer Neuropathie partiell wirksam ist, wenn auch ohne besonders ausgeprägte Effektivität (unkontrollierte Studien (Kirkpatrick et al. 1992, Zeigler et al. 1992, Rauck et al. 1993). In einer kontrollierten Studie (Max et al.

1988b) war es bei Post-Zoster-Neuralgie peroral in einer Dosis von 0,2 mg Codein und Ibuprofen überlegen. Cave: bedrohliche Hypotonieeffekte.

Von einigen Autoren wurde *Baclofen*, ein *Gaba-B-Agonist* mit spasmolytischer Komponente auch bei Neuropathien (Zoster-Neuralgie, Trigeminusneuralgie, Neuropathien ...) erfolgreich eingesetzt, wobei in unkontrollierten Studien bei jeweils etwa der Hälfte der Patienten eine maßgebliche Schmerzlinderung erzielbar war. (Steardo et al. 1984, Terrence et al. 1985).

Clonidin und Baclofen finden auch intrathekale Anwendung (siehe Kap. IV/2, invasive Therapien).

Levodopa – kann ebenfalls bei neuropathischen Schmerzen versucht werden u. a. bei diabetischer Neuropathie (Ertas et al. 1988).

Thalidomid ist im Experiment gegen Hyperalgesie und Allodynie wirksam (George et al. 2000) und modifiziert in Zukunft eventuell auch human verwertbar.

Zu den vorerst experimentellen Möglichkeiten gehört auch die Gabe von *Adenosin*, einem Purinkörper, der ubiquitär in den Körperzellen vorhanden ist und in vielerlei physiologische und pathologische Regulationsmechanismen u. a. in die Nozeptionsleitung eingebunden ist.

Beim Menschen konnte der antinozizeptive Effekt bei systemischer und intrathekaler Gabe in Studien bei Versuchspersonen nachgewiesen werden. Die Datenlage ist dürftig, und die Substanz vorerst nicht im klinischen Alltagsgebrauch (Karsten und Grodh 2000).

Die Gabe von *Vitamin B*, wie sie als generelle Empfehlung bei allen Formen von PNP häufig zu finden ist, kann streng genommen nicht gerechtfertigt erscheinen (außer für PNP bei Mangelsyndromen), jedenfalls liegen keine ausreichenden, unanfechtbaren Studien in dieser Indikation vor. Zuletzt gab es jedoch Hinweise, daß Vitamin B-Kombinationen (B1, 6 und 12) in der Schmerztherapie antinozizeptive Eigenschaften hätten, wobei der exakte Nachweis der entsprechenden Wirkmechanismen noch aussteht und in erster Linie tierexperimentelle Grundlagen zitiert werden (Jurna 1998). Insbesondere ist zu berücksichtigen, daß diese Vitamine peroral schlecht resorbiert werden, deshalb wird das lipophile Thiaminanalogon Bentothiamin empfohlen, ev. additiv auch die Gabe von Folsäure.

Myoinositolstoffwechsel ist ein zentraler Bestandteil der Phopholipidsynthese der peripheren Nerven. Bei Störungen kommt es zur Beeinträchtigung der zentralen Stoffwechselfunktionen in den Mitochondrien und zum Verlust membrangebundener Enzyme, dennoch haben Behandlungsversuche mit Myoinositol bei Menschen bisher keine signifikanten Verbesserungen gezeigt.

Auf zahlreiche andere Substanzen, über deren Verwendbarkeit – meist nur kasuistisch – berichtet wurde, kann nicht eingegangen werden.

1.9 Transdermale Therapie

Eine lokale transdermale Therapie chronischer neuropathischer Schmerzen wird erwogen, wenn der Schmerz relativ lokalisiert und einer solchen Therapie technisch zugänglich bzw. die perkutane Aufnahme der Substanz gewährleistet ist und keine maßgeblichen systemischen Effekte zu erwarten sind. Die längerfristige Verwendung ist infolge des Applikationsmodus oft mühsam und zum Teil sind auch beträchtliche (lokale) Nebenwirkungen zu erwarten. Die Hauptindikation ist die post-herpetische Neuralgie, kann aber auch bei diabetischer Neuropathie verwendet werden (Capsaicin Study Group 1991).

Weitverbreitet ist die Anwendung von *Capsaicin* (Ochs und Liedtke 1995), dem aktiven Wirkstoff der roten Pfefferschote, welches unmyelinisierte Afferenzen aktiviert, wobei Substanz P ausgeschüttet bzw. die Wiederaufnahme vermindert wird und ein brennendes schmerzhaftes Hitzegefühl erzeugt. Capsaicin wirkt auf nozizeptive C-Fasern durch down-Regulierung der polymodalen Neuronen und Reduktion der Hinterhornentladungen, und soll insbesondere bei Allodynie wirksam sein (Capsaicin Study Group 1991).

Caterina et al. konnten 1997 nachweisen, daß Capsaicin auf einen Vanilloid Rezeptor wirkt und dadurch ein Kalzium bzw. Natriumeinstrom in die Zellen ermöglicht wird, der die Schmerzfasern depolarisiert.

Bei Aufbringung auf die normale Haut erzeugt Capsaicin eine Hitzehyperalgesie bleibt aber ohne Effekt auf die Schmerzschwelle. Nach 2–4 Wochen und mehrfacher Applikation kommt es zu einer Hitzehypoalgesie durch die Desensibilisierung der C-Noziceptor-Funktion. Klinisch zeigt sich dabei anfangs eine initiale Vasodilatation und ein lokales Brennen auf der Haut und in weiterer Folge eine Desensibilisierung, nicht aber keine Beeinträchtigung der Sensibilität (Nolano et al. 1999). Toxische Effekte einer lokalen Capsaicin-Therapie sind nicht bekannt (Schulzeck und Wulf 1997).

Verabreicht wird Capsaicin bei der PHN auf Salbenbasis in 0,025 bis 0,075 %iger Lösung für mehrere Wochen (durchschnittlich 4× täglich für 4–6 Wochen auftragen) (Bernstein et al. 1989). Wegen der unangenehmen lokalen Nebenwirkungen, die häufig auch mit zusätzlicher Gabe eines Lokalanästheticums bekämpft werden, wird die erforderliche Langzeitbehandlung von den Patienten häufig verweigert (Peikert et al. 1991). Lidocain (in 5–10 % Lösung) wird als topisches Mittel in der Therapie der postherpetischen Neuralgie von der Arbeitsgruppe um Rowbothan (1995, 2000) favorisiert, wobei sie in mehreren doppelblinden Studien die Überlegenheit der Wirksubstanz gegenüber einem Vehikel (u.a. auch durch Auftragen des Lidocains an schmerzhaften und nicht schmerzhaften Körperstellen) aufzeigen konnten. Dabei wird ein unmittelbar lokalanästhetischer und „protektiver" Effekt angenommen.

Wenn auch der Gesamteffekt letztlich nicht überragend zu sein scheint, ist selbst eine (lokale) Placebotherapie besser als gar keine (Galer et al. 1999).

2. Invasive Therapiemöglichkeiten

Vielfach werden lokale Infiltrationen und *Nervenblockaden* mit Lokalanästhetica appliziert, wobei der jeweilige Effekt noch lange über die eigentliche Wirkdauer des Anästheticums hinaus anhalten kann. Verwertbare kontrollierte Studien liegen allerdings nicht vor. Insbesondere werden nach wie vor Sympathicusblockaden im Zusammenhang mit Herpes Zoster-Infektionen mit hohem therapeutischen Stellenwert assoziiert.

In Einzelfällen z. B. Gesichtsneuralgien wurde auch versucht, statt eines Lokalanästheticums kleine Dosen eines Opioids (z. B. Buprenorphin) an die sympathischen cervikalen Ganglien zu applizieren (GLOA) (Maier 1996, Spacek et al. 1997).

Zu den invasiven Methoden gehört auch die *intrathekale* bzw. *epi/peridurale* Verabreichung von Opioiden, in erster Linie von Morphin, aber auch von Buprenorphin, Fentanyl etc, meist mit einem Lokalanästheticum kombiniert. Die Applikation erfolgt nach Probetherapie über implantierte Pumpsysteme und ist nach Ausschöpfen der nicht invasiven Möglichkeiten auch für Patienten mit nicht maligner Schmerzursache möglich (u. a. Winkelmüller und Winkelmüller 1996).

Insbesondere bei neuropathischen Schmerzen können auch Substanzen wie Clonidin, Baclofen oder Lokalanästhetika – meist kombiniert mit Opioiden – somit als „Ko-Analgetika" appliziert werden (bei zentralen Schmerzen eventuell auch intraventrikuläre Opioidgabe möglich) (Überblick bei Tronnier 2000). Verläßliche kontrollierte Studien fehlen.

Schließlich sind auch direkte *schmerzchirurgische Eingriffe* möglich. Insbesondere früher wurden vielfach destruierende Operationen u. a. an der Hinterwurzeleintrittszone (DREZ) durchgeführt. Heute ist diese Methode wegen ihrer unverläßlichen Ergebnisse zumindest für neuropathische Schmerzen weitgehend verlassen (Rath et al. 1997, Überblick bei Loeser 1986).

Die Methoden der sogenannten *Neurostimulation* (Gybels et al. 1998) hingegen werden zunehmend favorisiert, wobei derzeit die epidurale Rückenmarksstimulation (SCS = Spinal Cord Stimulation) im Vordergrund der Empfehlungen steht. Diese Methode ist im Indikationsgebiet der neuropathischen Schmerzen insbesondere für Radikulopathien und das Komplexe Regionale Schmerzsyndrom möglicherweise auch für die Post-Zoster-Neuralgie (zumindest wenn Restsensibilität besteht), eventuell für Phantom-Schmerzen vorbehalten. Dabei werden – entsprechend der gate control Theorie – inhibitorische Systeme des HH Bereiches stimuliert und der Schmerz durch eine Parästhesie überlagert (Kress 2000).

Beim komplexen regionalen Schmerzsyndrom II (Kausalgie) wird auch vielfach die periphere Nervenstimulation angewendet (Hassenbusch et al. 1996, Buschmann und Oppel 1999) und schließlich gibt es ermutigende erste Mitteilungen über die gute Wirksamkeit der Stimulation des motorischen Cortex bei zentralen Schmerzen (Thalamusschmerz nach Insult, Phantomschmerzen) u. a. durch Nguyen et al. 1999 sowie Caroll et al. 2000, während die tiefe Hirnstimulation (Siegfried 1982) in der Schmerzchirurgie eher in den Hintergrund rückt (Kumar et al. 1997).

Kommentar: Diese invasiven Verfahren (wie die intrathekale Opioidapplikation oder die vielversprechende Neurostimulation) sind für jene Schmerzpatienten vorbehalten, bei denen eine konservative Therapie, die korrekt und lange genug durchgeführt worden war, keine ausreichende Schmerzkontrolle ergab, der Schmerz tatsächlich auf ein Organsubstrat bezogen werden kann und weder schwerwiegende psychopathologische Auffälligkeiten noch eine Medikamentenabhängigkeit vorliegen.

3. Nichtmedikamentöse Therapie

3.1 Physiotherapie, TENS

Vielfach werden auch in der Therapie der schmerzhaften Neuropathien nichtmedikamentöse Maßnahmen verwendet, insbesondere handelt es sich dabei um die physikalische Therapie, welche erstmals 1953 von Bonica ausführlich als Therapiemethode berücksichtigt wurde. Hauptsächlich werden dabei elektrotherapeutische Verfahren eingesetzt.

Die Elektrotherapie wird im allgemeinen als Gleichstromtherapie (Galvanisation, Iontophoerese und Impulse) oder Wechselstromtherapie (wie der mittelfrequenten Interferenzstrom) appliziert. Auch die Mechanotherapie (z.B. Massage), Ultraschall und Thermo- (Kälte bzw. Wärmeanwendung) bzw. Hydro/Balneotherapie und eine Reihe weiterer Verfahren kommen in der Schmerztherapie zur Anwendung. Eindeutige Indikationszuordnungen zu klinischen Schmerzbildern sind meist nicht möglich.

Einer besonderen Erwähnung bedarf die *transkutane elektrische Nervenstimulation* (TENS). Auf Basis der von Melzack und Wall 1965 im Rahmen ihrer Gate-Control-Theorie formulierten Konzepte der Schmerzperzeption im Hinterhorn des Rückenmarkes wurde als praktisches Anwendungsbeispiel die transkutane Nervenstimulation in die Behandlung verschiedener Schmerzformen, insbesondere der neuropathischen Schmerzen, eingeführt. Dabei kommt es durch Exzitation dicker myelinisierter A-Beta-Fasern zu einer Art Konkurrenzierung der Input-Leistung schmerzleitender C-Fasern, wobei im spinalsegmentalen Bereich offenbar auch eine gabaerge Wirkung zustande kommt. Im allgemeinen werden hohe Frequenzen (um 100 Hz) und niedrige Stromintensitäten verwendet, weil dadurch lediglich Parästhesien jedoch keine Schmerzreize ausgelöst werden. Die Wirkung hält bis zu einigen Stunden an, allerdings liegt die Ansprechrate mit etwa knapp 30 % nicht allzu hoch (Johnson 1991, Sandkühler 2000). Jenkner 2000 empfiehlt Gleichstrom Rechteckimpulse zwischen 20 und 50 Hz, in geclusterter Form, wobei über eine sehr kleine anodische Elektrode möglichst nahe am betroffenen Nerven und einer relativ großen Kathode regelmäßig gereizt werden soll.

Weder ist die Wirkbasis eindeutig geklärt noch konnte für größere Kollektive unter Berücksichtigung der Erfordernisse statistischer Vorgaben ein zweifelsfreier Wirknachweis geführt werden. Dennoch sind diese Methoden als additive Maßnahmen anwendbar und zumindest im Eizelfall durchaus effektiv (Ezzo et al. 2000).

Die Methode der elektrischen Nervenstimulation TENS wird eher bei schmerzhaften Mononeuritiden und weniger bei generalisierten Polyneuropathien einzusetzen sein, wobei aber auch hier die Wahl der Applikationspunkte sowie der technisch physikalischen Details nicht vorgegeben ist, sondern im Einzelfall zu entscheiden sein wird (Klingler und Kepplinger 1981).

Bei Vorliegen tiefensensibler Störungen und/oder Paresen ist auch eine gezielte diesbezügliche Rehabilitation u. a. mit Heilgymnastik, Unterwassertherapie und Ergotherapie zu applizieren; bedarfsweise sind zusätzlich neuroorthopädische Methoden anzuwenden.

3.2 Neuropsychologisch-psychiatrische Techniken

Die gesamte Palette der Möglichkeiten der neuropsychologischen Therapieverfahren von Relaxationstechniken und Schmerzbewältigungsverfahren bis Biofeedback kann und soll appliziert werden. Dabei sind die im weitesten Sinn psychotherapeutisch orientierten Behandlungsverfahren nicht konkurrenzierend oder ausschließend, sondern als gezielt ergänzende Therapiemöglichkeiten einzusetzen und schwerpunktmäßig dem individuellen Verlauf entsprechend zu verwenden (Basler et al. 1990).

Im stadienhaften Verlauf der Schmerz-Chronifizierung kommt es anfangs zu einer Streßreaktion, welche einerseits mit vegetativer Irritation und andererseits mit psychoemotionalenReaktionen einhergeht, woraus es in den folgenden Monaten über depressive Verstimmungsphasen zu einem dysfunktionellen Feedback-Mechanismus auf psychophysiologischer Ebene kommt.

Wesentlich ist, daß die Patienten aktiv mit ihrem Schmerz umgehen lernen und ihn nicht einfach ertragen, sondern aktiv und bewußt auch auf der Emotional-Verhaltensebene in den Schmerzverlauf eingreifen („Schmerzbewältigung"). Das Therapieziel muß nicht immer auf Erreichen einer vollständigen Schmerzfreiheit ausgerichtet sein; vielfach reicht es aus, ein subjektiv tolerables Schmerzausmaß zu erreichen. Diese psychiatrisch-psychologisch orientierten Therapieverfahren werden meist nicht isoliert, sondern im Rahmen der organisch-medizinisch orientierter Therapien eingesetzt. Die Betroffenen müssen verstehen lernen, daß chronifizierte Krankheitsprozesse mit psychischen Begleitreaktionen in unterschiedlichem Ausmaß einhergehen, nicht ausschließlich als Ausdruck einer organischen Läsion aufzufassen sind und deshalb psychologisch-psychiatrische Behandlungen zumindest als Begleittherapie notwendig sind (umgekehrt stellen ausschließlich psychiatrisch bedingte Schmerzbilder eine Seltenheit dar) (Wahl und Hautzinger 1995).

Zu den etablierten psychologischen Behandlungsmethoden zählen die *progressive Muskelrelaxation* nach Jacobson sowie das *autogene Training* bzw. das *(EMG)-Biofeedback-Training*. Diese Verfahren sind in erster Linie bei muskulären Verspannungszuständen aber auch für das Gefäßtraining einsetzbar (Derra 1997, Maly 2000).

Auf der nächsten Ebene wird eine *systematische Desensibilisierung* trainiert, wobei die Patienten nach Erlernen eines muskulären Entspannungsverfahrens versuchen, in einem muskulär und mental entspannten Zustand schmerz- und angstbesetzte Situationen zu imaginieren und ihre Bewältigung herbeizuführen.

Dann wird ein eigenes *Streßbewältigungstraining* (Streßanalyse, Gegenkonditionierung durch systematische Streßinduktion) erlernt und schließlich ist die sogenannte *kognitive Therapie* für Patienten mit chronischen Schmerzen die maßgebliche Technik. Das Behandlungsziel der kognitiven Therapie ist Förderung der Selbstkontrolle und Überwindung des Gefühls, hilflos dem Schmerz ausgeliefert zu sein und soll im Therapiekonzept helfen, von der subjektiven Unkontrollierbarkeit und somatischen Schmerzauffassung zur Kontrollierbarkeit und mehrdimensionalen (also auch psychologisch psychiatrischen) Sichtweise führen (Turk und Meichenbaum 1994, Jungnitsch und Köhler 1997).

Das Ausmaß der mit diesen Verfahren erzielbaren Therapieeffekte wie auch die objektive Effektivität jeder Psychotherapie im weitesten Sinn ist mit statistischen Verfahren nur schwer objektivierbar, im allgemeinen wird aber beim chronischen Schmerz eine zumindest begleitende ambulante neuropsychologisch-psychiatrisch orientierte Schmerztherapie zu empfehlen sein, insbesondere für das komplexe regionale Schmerzsyndrom, zentrale Schmerzen und postherpetische Neuralgien sowie Wirbelsäulenfunktionsstörungen. Wenn auch beträchtliche methodologische Probleme bestehen, kann in Metaanalysen (z.B. Morley et al. 1999) die Wirksamkeit der Verhaltenstherapie nachgewiesen werden. Andererseits muß man auch beachten, daß durch Kognitionsvorgänge eventuell ein Chronifizierungsprozeß auch verstärkt werden kann, möglicherweise auf Basis des besseren

Gedächtnisses für negative emotionale Ereignisse (Ruoß 1999), wobei das akute Schmerzerleben von den Patienten im beschwerdefreiem Zustand oft nicht mehr detailliert nachvollzogen werden kann.

Tab. 4a

Abgestufte Therapieempfehlungen bei einigen Erkrankungen mit neuropathischen Schmerzen

(Diab.) Polyneuropathie	Amitriptylin	+++
	Gabapentin	+++
	Clomipramin, Imipramin	++
	Citalopram, Paroxetin	++
	Lamotrigin	+
	Opioide	++
	Lidocain/Mexiletin	+
	Physiotherapie	+
Postherpetische Neuralgie	Amitriptylin	+++
	Gabapentin	+++
	Opioide	++
	Corticosteroide	++
	Lidocain	++
	Topisch: Capsaicin	+
	Lidocain	+
	NMDA Antagonisten	+
	Invasiv: Blockaden	++
	TENS	+
CRPS	Invasive Maßnahmen (Regionalblöcke, SCS)	+++
	Gabapentin	++
	Amitriptylin	++
	Corticosteroide	++
	Opioide	+
	Clonidin	+
	Calcitonin	+
	Psychotherapie	+
Zentrale Schmerzen	Amitriptylin	++
	Carbamazepin, Valproat	++
	Lidocain	+
	Invasive Therapie (intrathekal, Stimulation)	++
	Psychotherapie	+

Nichtmedikamentöse Therapie 39

Tab. 4b

Phänomenologisch orientierte Therapieempfehlungen	
Allodynie	Trizykl. Antidepressiva
	Antiepileptika (Gabapentin)
	Opioide
	NMDA Antagonisten, Clonidin?
	Lokale Blöcke
Lanzinierende Schmerzparoxysmen	Antiepileptika (CBZ, Gabapentin)
	Lidocain/Mexiletin
	Trizykl. Antidepressiva
(brennender) Dauerschmerz	Trizykl. Antidepressiva
	Topisch/Transdermale Therapie
	Lidocain i.v.
	NMDA Antagonisten
	Gabapentin?
	Clonidin?
	Physikalische Therapie

V Erkrankungen, die mit neuropathischen Schmerzen einhergehen

1. Polyneuropathien

Neuropathien bzw. Polyneuropathien (= PNP) sind Erkrankungen des peripheren Nervensystems. Die Manifestation der Reiz- und Ausfallserscheinungen geht mit wenigen, stereotypen Mustern einher, ein unmittelbarer Rückschluß auf die Ätiologie ist aus der Symptomatik meist nicht möglich.

Da sich die peripheren Nerven aus sensiblen, motorischen und vegetativen Fasern zusammensetzen, die entweder insgesamt (mit unterschiedlicher Intensität) oder im Zeitverlauf auch relativ isoliert betroffen sein können, ist das klinische Erscheinungsbild schwerpunktmäßig unterschiedlich.

Dementsprechend werden PNP mit sensibler, motorischer und vegetativer Prädominanz, andererseits nach dem Verteilungsmuster als bilateral symmetrische bzw. Schwerpunktneuritiden unterschieden.

1.1 Allgemeine Symptomatik

PNP beginnen meist mit Parästhesien distal an den (unteren) Extremitäten. Es bestehen dabei Kribbelgefühle, Ameisenlaufen, veränderte Kälte- und Wärmewahrnehmung bzw. Sensationen mit Temperaturcharakter, dazu können spontane Schmerzen von sehr unterschiedlicher Qualität, Intensität und Lokalisation kommen.

Dabei handelt es sich einerseits um ziehende, brennende oder reißende lanzinierende attackenförmige Schmerzen oder andererseits dumpfe anhaltende Mißempfindungen, entweder im Verteilungsgebiet eines oder mehrerer Nerven oder weitgehend im Gesamtbereich einer Extremität.

Diese Symptome sind Ausdruck der Störung der oberflächlichen Qualitäten; bei Störungen der Tiefensensibilität stehen Gefühle des Eingeschnürtseins, Druck, Preß- oder Schwellungsgefühle im Vordergrund. Dabei ist in weiterer Folge die Lageempfindlichkeit im Bereiche der Akren oder auch des gesamten Fußes bzw. der gesamten Hand gestört, auch die Vibration wird meist schon sehr früh vermindert empfunden oder nicht mehr wahrnehmbar; insgesamt kann auch von einem pseudotabischen Zustandsbild gesprochen werden. Sowohl für die Oberflächen- als auch für die tiefensensible Störung gilt als feines Kriterium der Nachweis des sogenannten pathologischen Funktionswandels, wobei für eine bestimmte Einzelleistung das Wahrnehmungsvermögen bei längerer Wiederholung des Reizes nachläßt oder sich sogar qualitativ ändert. („Hyperalgesie" bzw. „Schmerznachhall").

Das „typische" Verteilungsmuster der Ausfälle ist *bilateral* sockenbzw. stutzenförmig an den unteren, später auch handschuhförmig an den oberen Extremitäten, wobei jeweils sensible Reiz- und Ausfallserscheinungen oder motorische Reiz- (z.B. Crampi-) und/oder Ausfallserscheinungen (Paresen) auftreten können. Häufig liegt das Bild einer gemischten sensiblen und motorischen (und autonomen) Störung vor. Die Paresen sind dabei schlaff; Atrophien können auftreten, die Sehnenreflexe sind abgeschwächt, meist erloschen, in Einzelfällen sind Faszikulationen zu beobachten.

Asymmetrische Ausfälle sind weniger häufig, u. a. im Rahmen von viralen und bakteriellen Infekten, zum Teil auch bei Panarteriitis nodosa, und besonders imposant als Mononeuritis multiplex beim Diabetes mellitus.

PNP sind aber keineswegs ausschließlich im distal-peripheren Bereich zu finden, vielfach sind auch die Hirnnerven einzeln, multipel oder gemeinsam mit den Extremitätennerven betroffen.

Schließlich können ausgeprägte *autonome Symptome* wie Störungen der Blasen-, Mastdarm- und Sexualfunktionen (nicht nur bei Polyradikulitiden) vorkommen. An den Extremitäten sind vasomotorische autonome Dysfunktionen im Sinne von Hyper- bis Anhidrosen, Hautveränderungen, Ödemen, Ulzerationen und Osteoporose etc. möglich.

Manche PNP gehen mit *ausgeprägten Schmerzen* einher. Es ist nicht genau bekannt, warum bei vielen Patienten mit neuropathischen Ausfällen keine Schmerzen bestehen. Vielleicht hat dies mit der möglichen Neuroplastizität, der Fähigkeit des Nervensystems, sich an geänderte (Umwelt-)bedingungen anzupassen, zu tun.

Die Schmerzmechanismen selbst sind bei Polyneuropathien nur in Ansätzen aufgeklärt.

Jedenfalls kommt es in der Peripherie zu einer pathologischen Aktivierung der Mechano- und Thermosensitivität und zur Ausbildung einer Allodynie, einer abnormen Empfindlichkeit (normalen) Reizen gegenüber, ebenso können C-Faser Axone direkt geschädigt werden; möglicherweise werden Natriumkanäle upreguliert.

Das sympathische Nervensystem kann in das Schmerzgeschehen involviert sein. Auf Rückenmarksebene kann u. a. eine Vergrößerung der Rezeptorfelder induziert werden sowie eine allgemeine Denervierungshypersensibilität entstehen.

Die Angaben zur Häufigkeit polyneuropathischer Syndrome unter Berücksichtigung der zugrundeliegenden Ätiologie sind nach Schätzwerten

Polyneuropathien 43

anhand von Literaturangaben stark schwankend. Diese kommen unter anderem dadurch zustande, daß Verschiebungen aufgrund von Interessensschwerpunkten möglich sind und auch die Aufklärungsquote bzw. subtile Differenzierung in der rezenteren Literatur zunimmt. In allen Studien sind Diabetes mellitus (20–40 %) und alkohol-toxische (20–30 %) Einflüsse ätiologisch führend, in dieser Größenordnung aber auch noch immer die PNP ungeklärter Genese (Neundörfer 1998).

1.2 Diagnostik

Hinweise auf die Ätiologie können aus den Untersuchungsbefunden hervorgehen, wobei natürlich Blutuntersuchungen im Vordergrund stehen.

Zu den Routineuntersuchungen gehört auch die gesamte Bandbreite der Elektroneurodiagnostik.

Die Elektrophysiologie kann nicht nur zur Differentialdiagnostik beitragen, sondern kann auch helfen, subklinische Neuropathien zu erfassen und die Effekte therapeutischer Maßnahmen zu objektivieren.

Falls keine eindeutige ätiologische Zuordnung aus den vorgelagerten Befunden möglich ist, ist auch eine Lumbalpunktion bzw. eine Biopsie zu überlegen.

1.3 Schmerzhafte Polyneuropathien

Tab. 5 zeigt eine Auswahl jener Polyneuropathien, die besonders oft mit Schmerzen einhergehen. Nachstehend soll auf einige dieser Polyneuropathieformen beispielhaft etwas näher eingegangen werden. Eine Gesamtdarstellung aller Varianten ist in diesem Umfang nicht möglich (Gerstenbrand und Rumpl 1988, Portenoy 1989).

Im Hinblick auf die Häufigkeit und Bedeutsamkeit stehen dabei der Diabetes, die Urämie, die Porphyrie und die Vitamin B Mangelsyndrome im Vordergrund des Interesses, ferner auch die PNP toxischer Genese, z.B. nach Isoniazid- oder Zytostatikagabe, die ischämische PNP und PNP bei Entzündungen, manchmal kommt es auch zu schmerzhaften paraneoplastischen Formen.

1.3.1 Diabetische Polyneuropathie

Nach Literaturangaben schätzt man bei Diabetikern die Neuropathiehäufigkeit auf 15–60 %. In etwa 20–30 % der Fälle besteht eine klinisch manifeste PNP, fast doppelt so hoch wird der Prozentsatz, wenn subjektive Mißempfindungen mitgezählt werden. Wenn auch noch die klinisch stummen Formen, welche mittels der Elektro-Neurodiagnostik gefunden werden, dazugerechnet werden, dürfte die Inzidenz noch höher liegen. 10–30 % der

Tab. 5

Einige schmerzhafte Polyneuropathien	
Metabolisch	**Chemisch-toxisch**
Diabetes mellitus	Alkohol
Urämie	Zytostatika
Hypothyreose	Thallium
Porphyrie	Actinomycin
	Arsen
	Furane
	Gold
	Isoniacid
Entzündlich	**Andere**
Borrelien	Vitamin-B-Mangel
Herpes zoster	Dysproteinämie
Vasculitis etc.	Ischämie
Neuralgische Amyotrophie	M. Fabry
Rheumatoide Arthritis	Paraneoplasien
HIV	HSMN
	Amyloidose

diabetischen PNP sind explizit schmerzhaft. Das Auftreten und der Ausprägungsgrad der PNP steht offenbar im Zusammenhang mit der Verlaufsdauer des Diabetes, mit dem Schweregrad und der Labilität der Erkrankung bzw. der Insulinmedikation. Andererseits sind aber insbesondere bei im Diabetes mellitus Typ II bereits bei geringer Ausprägung der diabetischen Stoffwechselstörung bzw. bei nur leichten Zuckererhöhungen im Blut deutliche PNP-Symptome möglich. Dabei kann die Abklärung einer solchen PNP zur Diagnose des Diabetes mellitus rückführen.

Im klinischen Erscheinungsbild können 3 Hauptmanifestationstypen unterschieden werden, nämlich
1) die „klassische" symmetrische, sensomotorische PNP,
2) die asymmetrische Schwerpunkt-PNP bzw. Mononeuropathia multiplex,
3) die autonom-vegetative PNP
   und deren Kombinationen.

Die Symptomatik der *bilateral symmetrischen sensomotorischen PNP* beginnt fast immer an den Füßen und breitet sich nach proximal aus, wobei im Vordergrund der Symptomatik sensible Reizerscheinungen von unangenehmen Kribbelparästhesien über Pamstigkeit und Crampi bis zu ausgeprägten Schmerzen stehen. Frühzeitig ist neben der Temperaturempfindung auch das Vibrationsempfinden, später der Lagesinn mitbetroffen, woraus dann ausgeprägte Gangstörungen vom ataktischen Typus entstehen. Die Gangstörung kann allenfalls auch dadurch bedingt sein, daß die schmerzenden Fußsohlen (burning feet) ein regelrechtes Auftreten und Abrollen des Fußes beeinträchtigen. Weiters entstehen (meist nur leichtgradige) Paresen, die Sehnenreflexe – zuerst die ASR – sind erloschen oder deutlich abgeschwächt, vegetative Störungen treten hinzu.

Die Mißempfindungen werden allmählich schmerzhaft, mit überwiegend brennendem Charakter und sind im allgemeinen anhaltend mit wechselnder Intensität, gelegentlich auch lanzinierend einschießend, wobei häufig Kälteeinflüsse aber auch die Nachtruhe zur Zunahme der Symptomatik führen. Es kommen auch Allodynien dazu, häufig wird selbst die Bettdecke nachts als unangenehm und schmerzhaft empfunden, dabei bringt eine Bewegung oft eine subjektive Linderung, Übergänge in das Restless-legs-Syndrom sind möglich. Gelegentlich kommt es auch zu schmerzhaften Wadenkrämpfen, die peripheren Nervenäste und der Wadenbereich werden druckempfindlich.

Bei ca. 30% der Patienten mit diabetischer PNP stehen ausgeprägte motorische Ausfälle im Vordergrund im Sinne einer *Schwerpunktneuropathie bzw. Mononeuropathie multiplex*. Betroffen sind dabei proximale stammnahe Muskelgruppen, so sind z.B. die Oberschenkel (besonders typisch die Strekker bei einer Femoralisneuropathie) bzw. die Beckenmuskulatur befallen, oder auch Hirnnerven, insbesondere der Okulomotorik und der N. facialis. In Einzelfällen kommt es auch zu Paresen der Bauchdeckenmuskulatur. Die Mononeuropathie multiplex wird eher beim Altersdiabetes gefunden. Sensible Störungen stehen nicht im Vordergrund oder fehlen überhaupt. Charakteristisch sind aber ausgeprägte, begleitende neuralgiforme Schmerzen im Verteilungsgebiet der hauptsächlich betroffenen Nerven (häufig nachts zunehmend) bzw. hohe Atrophien.

Bei rund 30–40% der Patienten mit diabetischer PNP finden sich Funktionsstörungen der peripheren und viszeralen *vegetativ-autonomen* Innervation.

Von Seiten der peripher-autonomen Innervation kommt es in erster Linie zu lokaler Reduktion der Schweißsekretion, zu vasoneurotischen Störungen an den Akren, zum Auftreten von trophischen Ödemen und meist schmerzlosen Ulcerationen, einer livid-rötlichen Verfärbung der Füße, einer verzögerten Durchblutungsanpassung bei Temperaturreizen; die Hauttemperatur ist leicht erhöht, offensichtlich durch eine Vasomotoren-Lähmung bei sympathischer Denervation. Häufig und ausgeprägt sind Störungen im Urogenitalbereich (Blasenlähmung durch Detrusorschwäche, Impotenz), kardiovaskuläre Störungen mit Hypotonieneigung sowie gastroenterologische Probleme; auch Veränderungen der Pupillomotorik und Arthropathien werden beschrieben.

1.3.2 PNP bei Hypothyreose

Bei der Hypothyreose kommt es als maßgebliche neurologische Komplikation zum Auftreten einer Myopathie, seltener auch zu neurogenen Ausfällen. Dabei bestehen distal betonte, socken- und handschuhförmig begrenzte sensible Störungen mit z.T. heftigsten lanzinierenden und brennenden Schmerzen. Paresen sind eine Rarität (Meier et al. 1981).

1.3.3 PNP bei Porphyrie

Schmerzhafte PNP im Gefolge hepatischer Porphyrien sind obligat; meist kommt es zu einer medikamenteninduzierten Auslösung (u.a. durch Barbiturate, Hydantoine, Ergotamin, Griseofulvin, Tetrazykline, Procain, Meprobamat, ev. orale Antidiabetika). Das Beschwerdebild ist meist dramatisch foudroyant, akute Todesfälle sind beschrieben. Gelegentlich gibt es langsam chronisch progrediente Fälle. Die Symptomatik umfaßt Koliken im Abdominalbereich sowie krampfartige bis brennende Schmerzen am Thorax (Rücken) und an den Extremitäten mit ausgeprägter Druckempfindlichkeit der neuromuskulären Strukturen. Proximal betonte Paresen an den Extremitäten, z.T. aber auch im Hirnnervenbereich, treten hinzu, sodaß klinisch differentialdiagnostisch in erster Linie auch eine aufsteigende Lähmung vom Polyradikulitistyp ausgeschlossen werden muß, insbesondere da die Ausfälle im Rahmen der porphyrischen Neuropathie überwiegend symmetrisch sind. Die sensiblen Störungen sind meist diskret. Häufig kommt es zu Blasen- und Mastdarmfunktionsstörungen und anhaltenden Tachykardien sowie Bewußtseinsstörungen und agitiert-hysteriform anmutenden psychischen Begleiterscheinungen. Die Porphyrine im Urin verfärben sich unter Lichteinwirkung in ein tiefes Rotbraun (Bont et al. 1996).

1.3.4 PNP bei Urämie

Bei etwa 50–60 % der Patienten mit chronischer Niereninsuffizienz kommt es zu einer urämischen PNP. Es handelt sich dabei um eine überwiegend distal symmetrische, sensomotorische, beinbetonte Neuropathie, häufig von Wadenkrämpfen und restless-legs-Symptomen begleitet, mit hyperalgetischen Symptomen und brennenden Dysästhesien ausgelöst durch Berührungsreize. Zwischen Nierenfunktion und Nervenleitgeschwindigkeitsveränderungen besteht eine Korrelation. Nach Hämodialyse bzw. Nierentransplantation kommt es zu einem Stillstand oder zu einer protrahierten Rückbildung der klinischen Symptomatik (Neundörfer 1998).

1.3.5 Alkoholische PNP

Die klinische Symptomatik der alkoholischen PNP ist der urämischen ähnlich; der Verlauf ist aber seltener schmerzhaft, die Intensität geringer.

Polyneuropathien 47

1.3.6 PNP bei Ischämie

Bei den *ischämischen* PNP-Formen kommt es meistens zu einer Schwerpunktneuritis, häufig in Kombination mit Symptomen von Seiten der Durchblutungsstörung (Claudicatio intermittens). Letztere tritt jedoch zumindest anfangs eher unter Belastung und im mittleren Extremitätenbereich, z.B. Waden, auf, während die ischämische PNP im engeren Sinn als Ruheschmerz mit distaler Betonung häufig auch nachts exazerbierend imponiert.

1.3.7 PNP bei Infektionen

Eine weitere schmerzhafte Polyneuritis kann im Zuge von *Borrelieninfektionen* auftreten (Lyme-Borreliose). Bekanntlich werden drei klinische Stadien unterschieden: Im Stadium 1 besteht ein Erythema migrans, im Stadium 2 kommt es zu den neurologischen Frühmanifestationen, wobei das Syndrom nach Garin-Bujadoux-Bannwarth mit Zeichen einer Meningoencephalitis, Myelitis und Radikulitis bzw. inzipienter Polyneuritis im Vordergrund steht. Das 3. Stadium ist durch die Arthritis bzw. die Acrodermatitis chronica atrophicans mit den begleitenden neurologischen Spätmanifestationen (Encephalitis-Myelitis und PNP) charakterisiert.

Im Stadium der lymphocytären Meningomyeloradikulitis-Neuritis stehen Schmerzen, periphere Paresen, insbesondere des Hirnnerven- bzw. Plexus-Bereiches und eine Liquorpleozytose im Vordergrund. In etwa $1/3$ der Fälle bestehen zunächst allerdings nur Schmerzen; die Schmerzsymptomatik ist entweder streifenförmig in die Peripherie oder auch zirkulär gürtelförmig am Stamm ausstrahlend, brennend und reißend bzw. von ausgeprägtem Einschnürungsgefühl begleitet. Das Erscheinungsbild und Verteilungsmuster ist sehr bunt von Mononeuritis (multiplex) über Plexusneuritiden bis zur Symptomatik der Polyradikulitis bzw. symmetrischen und asymmetrischen Polyneuritiden, jeweils in Kombination auch mit motorischen und vegetativen Ausfällen.

In der Spätmanifestation dominieren die Acrodermatitis chronica atrophicans sowie schmerzhafte Arthritiden; im neurologischen Bereich finden sich in rund 30% chronische Encephalitiden und meist asymmetrische, distal betonte, chronische Polyneuritiden, die von unterschiedlichen Schmerzsensationen begleitet sein können (Kristoferitsch 1989).

Zur Sicherung der Diagnose ist, abgesehen von der serologischen IgG und IgM Erhebung, eine Liquoruntersuchung erforderlich, die im akuten Fall eine Pleocytose zeigt und bei Neuroborreliose intrathekale gebildete Antikörper nachgewiesen werden können.

Die Therapie (mit Ceftriaxon, Cefotaxime bzw. Penicillin) ist naturgemäß parallel mit den analgesierenden symptomatischen Maßnahmen zu beginnen.

1.3.8 PNP bei HIV

Die häufigste neurologische Symptomatik bei über 90 % infizierten ist in die subakute Encephalitis, es können aber auch Neuropathien mit beträchtlichen Mißempfindungen und Schmerzen (aber auch Myelopathien und spastische Paresen) auftreten (Gabuzda und Hirsch 1987, Maschke 1999). Rund 50 % der Patienten mit AIDS haben eine – meist distal symmetrisch betonte sensomotorische Polyneuropathie, die Mehrzahl davon hat ausgeprägte Schmerzen im Sinne einer Hyperalgesie bzw. Allodynie, wobei diese einer statisch mechanischen Form zugeordnet werden kann (Bouhassira et al. 1999).

1.3.9 Diverses

Die PNP bei *Amyloidose* (Diagnose ev. aus Rectum-Biopsie) (Hersch et al. 1987) bzw. bei den aufgelisteten *medikamentösen* bzw. *Vitamin-B-Mangelformen*, *M. Fabry* (Lockmann et al. 1973) bietet keine markanten klinischen Aspekte. Dagegen beobachtet man überwiegend symmetrische sensomotorische PNP mit rasch einsetzenden Atrophien und Schmerzen unter *Zytostatika* wie Vincristin oder den Taxoiden (Schattschneider et al. 2001).

Nach einer *Strahlentherapie* kann mit einer Latenz von mehreren Monaten oder Jahren eine Plexusläsion beobachtet werden, wobei diese häufig mit ausgeprägten lokalen Schmerzen beginnt (rund 20 %). Problematisch ist die Differentialdiagnose gegenüber einer Tumorinfiltration, die nach Angaben von Mumenthaler und Mattle wesentlich häufiger, nämlich bei 80 % mit Schmerzen einhergeht und im Gegensatz zur Röntgenschädigung überwiegend den unteren Plexus befällt. Die Schmerztherapie ist symptomatisch, die operative Neurolyse im indurierten narbigen Bindegewebe häufig nicht effizient. Bei schmerzhafter Infiltration der Wurzeln C8 und Th1 bei Pancoasttumor der Lungenspitze (häufig mit Hornersyndrom und Schweißsekretionsstörungen!) ist aber z.B. Strahlentherapie oft auch schmerzlindernd.

1.3.10 Polyradikulitis, Plexusneuritis

Die *neuralgische Schulteramyotrophie* („Plexusneuritis") kann eminent schmerzhaft sein. Dabei handelt es sich um eine entzündlich-allergische Armplexusschädigung, gelegentlich durch Serumgaben aktiviert. Der Beginn ist meist akut, es werden eher männliche jüngere Erwachsene betroffen. Schon zu Beginn bestehen brennend reißende sehr intensive Schmerzen in einem Schulterbereich mit Ausstrahlung in den Oberarm und zum Teil auch in den Nacken. In weiterer Folge treten Paresen der Schulter/Oberarmmuskulatur auf, wobei üblicherweise die Schmerzen mit Entwicklung

Polyneuropathien   49

der Paresen remittieren oder nur noch in leichtem Ausmaß vorhanden sind; in weiterer Folge kommt es zu einer massiven lokalen Athrophie. Die motorische Symptomatik zeigt ebenfalls eine, wenn auch protrahierte, gute Remissionstendenz (Mumenthaler und Mattle 1997).

Bei der *Polyradikulitis* vom Typ Guillain-Barrè werden weitgehend symmetrisch die spinalen Nervenwurzeln befallen, in erster Linie sind es die motorischen Vorderwurzeln, wodurch es zum Reflexverlust und zu aufsteigendem schlaffen Paresen kommt; sensible Störungen sind nicht obligat und meist nur leichtgradig ausgepägt. Vielfach sind vor Auftreten der Symptomatik unspezifische Allgemeinsymptome wie Infektionen der oberen Luftwege etc. nachweisbar. Die Diagnose wird durch die typische Eiweißvermehrung im Liquor und charakteristische EMG- und NLG-Veränderungen erhärtet.

Nach Mitteilungen von Moulin et al. 1997 berichten über 80 % der Patienten über Schmerzen, wobei die Intensität von etwa der Hälfte der betroffenen als ausgeprägt (bis zu einem VAS-Score von sieben) angegeben wird. Dabei handelt es sich mehrheitlich um schmerzhafte Dysästhesien mit brennend kribbelndem Charakter (in etwa 5–10 % der Fälle) insbesondere distal an den unteren Extremitäten, wobei dieser typische neuropathische Schmerz auf die ektope Impulsbildung im Rahmen der Demyelinisation und Regeneration der Nerven zu beziehen ist. Die Schmerzsymptomatik dieser Art entwickelt sich meist erst im Verlauf der Erkrankung, seltener geich zu Beginn, zum Teil wird diese Symptomatik von Schmerzen ausstrahlend aus dem Lumbalbereich in die unteren Extremitäten (wie bei Lumboischialgie) überlagert, im übrigen sind auch Myalgien, viszerale Schmerzen, Kopfschmerzen etc. möglich.

1.4 Therapiemöglichkeiten (spez. die Diabet. PNP betreffend)

Die allgemeinen Grundsätze der Therapie – in erster Linie die Behandlung der Grundkrankheit – sind im vorigen Kapitel dargestellt, hier sollten nur spezifische, die diabetische Polyneuropatie betreffende Therapieaspekte erwähnt werden (Said 1996, Zahner und Hilz 1998).

Medikamentöse nichtinvasive Verfahren

Einfache *Analgetika*, von ASS über Paracetamol bzw. Metamizol bis zu den NSAR sind kaum oder nur in hoher Dosierung und dann mit entsprechenden Nebenwirkungen wirksam (Cohen und Harris 1987).

Opioide: Bei Neuropathien zwar nicht die Präparate 1. Wahl, jedoch in der Akuttherapie bzw. bei Versagen anderer Maßnahmen auch bei chronisch neuropathischen Schmerzen einsetzbar (ÖSG Konsens 1997, Dellemijn 1999). Es gibt mittlerweile kontrollierte Studien bei gemischten (Sindrup et al. 1999a) bzw. ausschließlich diabetischen Polyneuropathien (Harati et al.

1998), die für Tramadol in einer Dosierung von 200–400 mg pro Tag eine entsprechende positive Wirkung nachweisen konnten.

Bestimmte *Antidepressiva*, nämlich in erster Linie die Trizyklika, werden seit Jahrzehnten in der Schmerztherapie eingesetzt, ihre Effektivität bei Polyneuropathien ist in mehreren kontrollierten Studien gegenüber Placebo, aber auch anderen Substanzen nachgewiesen worden. Insbesondere beziehen sich die positiven Erfahrungen auf Amitriptylin (Max et al. 1988, Vrethem et al. 1997), auf Clomipramin (Langohr et al. 1982, Sindrup et al. 1999), weiters Imipramin (Young und Clarke 1982, Kvinesdal et al. 1984, Sindrup 1992, zugleich auch Desipramin und Amitriptylin verglichen) sowie schließlich Desipramin (Max et al. 1992) bzw. Nortriptyline (Gomez-Perez et al. 1985). Auch Maprotilin ist in der Vergleichsstudie von Vrethem et al. 1997 Placebo-überlegen gewesen. Watson et al. fanden Maprotilin (1990) ebenfalls für wirksam, aber schwächer als Amitriptylin.

Offensichtlich spielt dabei überwiegend der noradrenerge Reuptakehemmende Anteil eine Rolle, die einschleichende Dosierung liegt zwischen 10 und knapp 100 mg der Wirksubstanz pro Tag.

Über die neueren Serotonin Reuptake-Hemmer liegen bis jetzt nur wenige Studien vor, u. a. sind noch Untersuchungen von Sindrup et al. (1990 bzw. 1992) sowohl Paroxetin als auch Citalopram in Dosierungen von 40 mg pro Tag einem Placebo signifikant überlegen, während Max et al. (1992) Fluoxetin im Vergleich mit Desipramin und Amitriptylin als nicht signifikant wirksam beurteilt haben.

Antiepileptika sind in der Therapie der schmerzhaften Polyneuropathie etabliert. Dennoch gibt es – letztlich fast ausschließlich bei diabetischer Neuropathie – nur einige wenige verwertbare (vom Studiendesign her meist nicht unanfechtbare) Untersuchungen und zwar eine für Carbamazepin von Rull et al. (1969) mit positivem Effekt sowie für Diphenylhydantoin eine mit positivem Effekt (Chadda et al. 1978) aber auch eine Untersuchung, die keinen Nachweis der Effektivität erbracht hat (Saudek et al. 1977).

Die modernen *Antiepileptika* sind in dieser Indikation mittlerweile ebenso versucht worden. Die Erfahrungen scheinen zwar noch kontrovers zu sein, offenbar aber sind zumindest Lamotrigin (Webb und Kamali 1998) und Gabapentin effektiv. Lamotrigin (McLeane 1999) ist in einer Dosis von 200 mg pro Tag als ineffektiv eingestuft worden, andererseits sind nach Berichten von Lampl et al. 1996 bei einem gemischten Kollektiv in Dosen von 50 bis 300 mg/d und nach einer offenen Studie (Eisenberg et al. 1998) – allerdings blieben letztlich nur 13 Patienten zur Auswertung bis zum vorgesehenen Beendigungstermin übrig, bei diesen sank aber der VAS von 49 ± 8 auf 20 ± 8 – die Ergebnisse sehr ermutigend. Eine groß angelegte kontrollierte Studie (n = 165) von Backonja et al. (1998), hat die gute Effektivität von Gabapentin (in Dosen bis 3600 mg), bei guter Verträglichkeit bestätigt.

Allerdings ergab sich auf der 10teiligen Meßskala, daß der VAS-Mittelwert von 6 nur auf etwa 4 abgesunken ist, aber offenbar der relative Besserungseffekt mit dem primären Ausgangsniveau korreliert (relativ höhere Besserungsquoten bei höheren Schmerzausgangswerten). In der globalen Beurteilung gaben über 60 % der Patienten ein sehr gutes und 38 % ein sehr geringes Ansprechen an (für Placebo: 33 % vs. 50 %!). Morello et al. (1999) fanden in ihrer Studie (Vergleich von Gabapentin und Amitriptylin) beide Substanzen gleichermaßen wirksam.

Von den *Antiarrhythmika* wurden u.a. Lidocain i.v. von Kastrup et al. (1987) empfohlen wie auch Mexiletin – allerdings hohe Nebenwirkungsrate – von Dejgard et al. (1988) sowie u.a. von Stracke et al. (1992) bzw. Wright et al. (1997) in Dosierungen bis über 600 mg/Tag.

Von den *NMDA-Antagonisten* wurde u.a. Dextrometorphan von Max et al. (1997) gegenüber Placebo an einer kleinen Patientengruppe als effektiv beurteilt, in einer Einzelstudie auch die Gabe von *L-Dopa* (Ertas et al. 1998) sowie auch *Baclofen* (Terrence et al. 1985) und transdermales *Clonidin* (Zeigler et al. 1992, Byas-Smith et al. 1995). Schließlich wurde percutan auch *Capsaicin* relativ erfolgreich bei Polyneuropathien probiert (Chad et al. 1990, Low et al. 1995).

Abgesehen von Vitamin B-Komplex wäre als weitere Substanz in der Therapie der diabetische PNP aber nicht ausschließlich der Einsatz von *Thioctsäure* möglich, wirksam allerdings nur in höherer Dosierung (600 mg Tioctan i.v. über 2–3 Wochen). Der Umsatz von Glukose im peripheren Nerven ist durch die Kapazität der enzymatischen Glukoseverwertung determiniert, dabei spielt ein Multienzymkomplex, welcher unter anderem Alpha-Liponsäure enthält und für die Weiterverarbeitung der Glukose im Zitronensäurezyklus verantwortlich ist, eine große Rolle. Bei Auftreten von Ketonen wird der Multienzymkomplex rasch blockiert, da Alpha-Liponsäure eine hohe Affinität zu Ketonen hat. Durch Gabe von Alpha-Liponsäure kann eine Reaktivierung des Multienzymkomplexes erfolgen, theoretisch auch eine Bindung der diabetischen Ketone (Polyolstoffwechsel). Dies hat allerdings keinen spezifischen Bezug auf die Schmerzen, ist aber z.B. bei Crampi und Dysästhesien wirksam. Ziegler et al. (1995, 1999) haben mehrfach in kontrollierten Studien den Nachweis der Wirksamkeit erbracht.

Invasive Verfahren

Im Hinblick auf die Multitopik der Symptomatik werden lokale Infiltrationstechniken kaum als längerfristige Therapielösung in Frage kommen. Eine Ausnahme stellt allentfalls eine Sympathicusblockade bei entsprechend vegetativ gefärbten Poly- und Mononeuritiden dar, wobei manchmal im klinischen Bild Übergangserscheinungen in eine sympathische Reflexdystrophie gefunden werden können (Jensen 1996). In Einzelfällen könnten auch intrathekale Opioidgaben und neuromodulative Eingriffe in Erwägung gezogen werden.

Nicht medikamentöse Verfahren wie Physiotherapie, Heilgymnastik etc. können additiv zum Einsatz kommen.

Zusammenfassend kommen für PNP als symptomatische analgesierende Therapieempfehlungen in erster Linie Antiepileptika (Gabapentin, Lamotrigin) und trizyklische Antidepressiva, in zweiter Linie Opioide, Lidocain bzw. Mexiletin sowie Physiotherapie in Frage.

2. Restless Legs Syndrom (RLS)

2.1 Allgemeine Symptomatik, Ätiologie

Ein ätiologisch und pathogenetisch buntes Bild bietet das Restless-legs-Syndrom, welches nach Angaben des Erstbeschreibers Ekbom (1945, 1987) mit einer Häufigkeit von 2 bis 5 % in der Normalbevölkerung und unter bestimmten Umständen wie bei Urämie, M. Parkinson, Diabetes mellitus oder in der Schwangerschaft in einer Größenordnung von 10–50 % gefunden wird.

Die Ätiologie ist ungeklärt.

Es wird eine idiopathische und eine symptomatische Form der RLS unterschieden, die Symptomatik selbst ist identisch. Bei der idiopathisch/kryptogenetischen Form werden familiäre Häufungen beobachtet, dabei besteht offenbar ein autosomal dominanter Erbgang. Die sekundären, symptomatischen Restless legs Beschwerden werden oft im Rahmen von metabolischen Störungen, insbesondere bei Diabetes mellitus und Niereninsuffizienz, gefunden. Zusammenhänge mit einer Sideropenie oder allgemeiner Anämie sind möglich, gelegentlich ist ein Vitamin-B-Mangel nachweisbar, ein gehäuftes Auftreten wird in der Schwangerschaft gefunden, manchmal auch die Kombination mit einer Parkinsonerkrankung.

Differentialdiagnostisch sind in erster Linie – auch mittels der Elektroneurodiagnostik – typische Polyneuropathien auszuschließen, insbesondere im Zusammenhang mit Burning Feet, ferner arterielle bzw. venöse Durchblutungsstörungen der Beine, Akathisien etc. Gelegentlich können RLS-Symptome auch medikamentös z.B. durch Dopamin D2-Rezeptor Antagonisten (z.B. diverse Neuroleptika, Metoclopramid u.a.), ausgelöst bzw. verstärkt werden.

Das Beschwerdebild umfaßt bilaterale, vom Fußgelenk bzw. der Wade bis zum Oberschenkel reichende Mißempfindungen (Kribbelparästhesien etc.) meist ohne umschriebenen oder lokalisierbaren Schmerzcharakter, wohl aber kommen neuropathische Begleitkomponenten wie Dysästhesien oder allodynieartige Sensationen dazu. Die Symptome treten nachts, im Liegen oder in entspannter Sitzposition auf und werden überwiegend in der

Tab. 6

Hauptkriterien der RLS

Bewegungsdrang (der Beine) vorwiegend in der Tiefe lokalisierte Mißempfindung
Motorische Unruhe
Auftreten bzw. Verstärkung in Ruhe/Linderung durch Aktivität
Verstärkung in der Nacht

Zusatzkriterien

Schlafstörungen
Periodische Beinbewegungen im Schlaf (PLMS), ev. unwillkürliche Beinbewegungen im Wachzustand
Zu Beginn oft fluktuierend, später meist kontinuierlich
Unauffälliger neurologischer Befund

Tiefe („knochennahe") empfunden. Es kommt zu einem Zwang die Beine zu bewegen („anxietas tibiarum") bzw. herumzugehen, sich zu massieren, die Beine zu reiben bzw. sich im Bett herumzuwälzen und damit zu Störungen der Allgemeinbefindlichkeit und der Schlafqualität (Ein- und Durchschlafstörungen). Die Symptome sind anfangs intermittierend, später meist kontinuierlich (Benes 2000).

Ein weiteres Charakteristikum der Erkrankung sind unwillkürliche Beinbewegungen wie auch periodische Beinbewegungen während des Schlafes (PLMS). Im Allgemeinen wird das RLS klinisch diagnostiziert, zur Untermauerung und insbesondere zur Feststellung der periodischen schlafgebundenen Beinbewegungen könnte eine Schlafpolygraphie veranlaßt werden (Saletu et al. 2000).

Die *Pathogenese* des Syndroms ist weitgehend ungeklärt, wobei früher insbesondere periphere Ursachen wie metabolische Veränderungen oder Elektrolytverschiebungen (Magnesium?) diskutiert wurden; mittlerweile aber wird angenommen, daß das RLS durch eine Funktionsstörung des Zentralnervensystems (Transmitter bzw. Rezeptorenstörungen im Hirnstamm, Rückenmark?) ausgelöst wird (Walters et al. 1995). Vermutlich sind das Dopamin-System und möglicherweise auch das endogene Opioid-System involviert.

2.2 Therapieempfehlungen

Empfohlen werden, abgesehen von einer eventuellen Therapie einer feststellbaren Grundkrankheit, u. a. die Gabe von Magnesium (bis zu 20 mVal/Tag bzw. nur abends 5–10 mVal), Myotonolytica wie Baclofen (10 mg).

Vielfach wurden Antidepressiva, insbesondere Tricyklica wie Amitriptylin (10–50 mg) bzw. Clomipramin (10–75 mg) ev. SSRI aber auch Tranquilizer (Clonazepam 0,5–1 mg) erfolgreich verwendet (Trenkwalder et al. 1996). Die Gesamteffektivität ist nicht sehr ausgeprägt, insbesondere ist zu berücksichtigen, daß eine von vornherein nicht identifizierbare, kleine Patientengruppe auf Antidepressiva nicht nur nicht anspricht, sondern mit einer Verstärkung der Symptomatik reagiert.

Auch wenn feststeht, daß das RLS nicht unmittelbar zum idiopathischen Parkinsonsyndrom gehört, wurde bereits relativ früh versucht mit Dopamin zu therapieren (Von Scheele 1986). Eine abendliche Gabe von L-Dopa ist meist die erste Wahl, nachteilig ist aber die kurze Halbwertszeit der Standardpräparate, so daß es im Verlauf der späteren Nacht zum Wiederauftreten der Mißempfindungen und entsprechender Schlafstörung kommt. Durch die Kombination eines Standardpräparats mit einer Retard-Präparation (ein- oder zwei zeitig abends verabreicht, wobei relativ niedrige Dosierungen ausreichen, Titration erforderlich) kann dieses Problem behoben werden. Manchmal kommt es aber zu einem so genannten Augmentationsphänomen, mit Ausbreitung der RLS-Symptome auf andere Körperteile und bisher unbetroffene Tageszeiten, so daß dann eine Dopamingabe auch unter Tags erforderlich wird.

Infolge dessen wurden zunehmend die Dopaminagonisten auch in dieser Indikation als Monotherapie bzw. additiv sehr erfolgreich eingesetzt. Versucht wurden unter anderem Bromokriptin (relativ hohe Nebenwirkungsrate), aber auch Pergolid und in jüngerer Zeit die gut verträglichen nicht Ergot-Antagonisten wie Pramipexol und Ropirinol, letztes z. B. in Dosen von 0,25 mg zweizeitig am frühen und späteren Abend gegeben mit sehr hoher Effektivität. Letztgenannte Substanzen werden meist ohne zusätzliches L-Dopa verabreicht.

Antikonvulsiva sind auch beim RLS-Syndrom in Anwendung, die Effektivität ist allerdings nicht überzeugend. In jüngerer Zeit gibt es Hinweise auf die gute Wirksamkeit von Gabapentin.

Schon früh hat man Opioide in dieser Indikation eingesetzt, diesbezüglich gibt es mehrere Studien, die die Wirksamkeit belegen (Walters 1995), wobei insbesondere Oxycodon (durchschnittlich 15 mg abends) als wirksam hervorgehoben wird.

In Einzelfällen sei auch eine Blockierung des lumbalen Grenzstranges effektiv gewesen (Okuda et al. 1998).

Die *Therapieempfehlung der ersten Wahl* bleiben vorerst L-Dopa und Dopaminagonisten.

2.3 Diverse andere Störungen

Als eigenständiges Syndrom werden auch schmerzhafte, kaum beherrschbare *Bewegungsunruhezustände der Zehen* beschrieben, gelegentlich im

Zusammenhang mit einer Polyneuropathie („burning feet"), möglicherweise nach einer Affektion im Hinterwurzelbereich, evtl. Blockade des Grenzstranges als Therapiemaßnahme.

Daneben gibt es auch die *Erythromeralgie* mit brennenden schmerzhaften Sensationen an Händen und Füßen mit Verstärkung der Beschwerden in Wärme und Ruhe. Die Ursache ist unklar.

Weiters gibt es ein Syndrom mit *Muskelschmerzen und benignen Faszikulationen*, offenbar auf Basis diskreter axonaler Degenerationen insbesondere bei oder nach körperlicher Belastung.

Spezielle Therapiemaßnahmen sind nicht bekannt, Therapie wie bei RLS.

3. Engpaß-Syndrome

Lokalisierte Nervenschädigungen, die mit sensiblen, häufig auch motorischen Ausfallserscheinungen und mit typischen Schmerzen einhergehen, können überall da entstehen, wo Nerven anatomisch bedingt durch einen Engpaß bzw. eine Lücke durchtreten müssen und dort häufig auch mechanischen Einflüssen unterworfen sind. Solche Engpaß-bedingten Störungen und Schmerzen treten z.B. für den N. tibialis beim hinteren Tarsaltunnelsyndrom, für den N. ulnaris im Ellbogen- (Sulcus-Ulnaris Syndrom) oder im Handgelenksbereich („Loge de Guyon") auf, für den N. suprascapularis an der Incisura scapulae.

3.1 Allgemeine Symptomatik, Ätiologie des Karpaltunnelsyndroms (CTS)

Das Karpaltunnelsyndrom (Mumenthaler und Mattle 1997, Zifko 1999) schließlich ist die häufigste periphere Nervenschädigung und ist durch eine chronische Kompression des N. medianus im Karpaltunnel, unterhalb des Retinaculum flexorum durch ein Mißverhältnis zwischen Geräumigkeit und Inhalt bedingt. Es kommt zu einer Druckläsion und sekundären vaskulären Läsion des Nerven. In einzelnen Fällen steht dies mit einer alten Handgelenksfraktur oder Arthrose der Handwurzelknochen, einer Gicht oder einem Diabetes mellitus in Zusammenhang, relativ häufig bei der primär chronischen Polyarthritis mit Handgelenksbefall. Meist ist aber eine lokalisierte Ursache nicht nachweisbar. Andererseits ist jedweder zu einem Ödem führender Zustand als Auslöser bzw. Verstärker gut möglich, wie z.B. eine dialysepflichtige chronische Niereninsuffizienz, Hypothyreose und insbesondere die Schwangerschaft.

Im allgemeinen sind Frauen häufiger als Männer betroffen.

Die klinische Symptomatik umfaßt dabei in erster Linie nächtlich aus dem Schlaf heraus auftretende Mißempfindungen im Handbereich, insbesondere den Thenar betreffend, mit Ausstrahlen in Richtung Daumen und Zeigefinger, andererseits aber auch Manifestation nach proximal bis in den Schulterbereich reichend (sodaß die erste Differentialdiagnose auch eine radikuläre Irritation von C6 und C7 zu umfassen hat). Die sensiblen Störungen und das eingeschlafene Gefühl der Hände werden rasch ausgeprägt schmerzhaft, spricht aber auf Bewegungen wie Schütteln der Hände, Positionsänderungen etc. gut an. In weiterer Folge treten auch bei leichterer manueller Tätigkeit Krämpfe im Thenarbereich sowie feinmotorische Störungen bzw. letztlich motorische Ausfälle wie bei jeder Medianusläsion auf. Sukzessive kommt es zu einer Thenaratrophie.

Diagnostisch verwertbar sind Provokationstests wie kurzzeitige Drosselung der Blutzufuhr z.B. mittels Blutdruckmanschette, oder das forcierte Extendieren bzw. Flektieren des Handgelenks für etwa eine Minute beim Phalen-Test (80% positiv). Manchmal ist auch ein positives Hoffmann-Tinel Zeichen faßbar.

Zur Sicherung der *Diagnose* ist eine elektrophysiologische Untersuchung unerläßlich, wobei im Rahmen der Nervenleitgeschwindigkeitsmessung des betroffenen N. medianus (häufig ist auch ohne klinische Symptomatik die andere Seite subklinisch bereits mitbetroffen, sodaß eine beidseitige Untersuchung empfehlenswert ist) eine Verlängerung der distalen motorischen Latenzzeit nachweisen läßt, die Summenpotentialamplitude ist reduziert. Die motorische Nervenleitung selbst meist unauffällig, die sensible Erregungsleitung ist (lokal) pathologisch verlangsamt.

3.2 Therapiemöglichkeiten

Die effektivste Therapie des Karpaltunnelsyndroms stellt zweifellos die Operation dar, wobei je nach Ausprägungsgrad der Ausfallssymptome bzw. bei maßgeblicher Verlängerung der distalen Latenz (> 5,5 m/sec) die Operation bereits die erste Maßnahme sein kann.

Andererseits wird wohl zumindest bei Beginn der Erkrankung und ohne das Vorliegen gravierenderer neurologischer Ausfälle ein konservativer Therapieversuch indiziert sein. In diesem Zusammenhang ist allerdings zu bedenken, daß unter Umständen verschiedene Arbeitsbelastungen von vornherein eine ungünstige Prognose bedingen, und andererseits naturgemäß bei einem Karpaltunnelsyndrom z.B. in der Schwangerschaft nur ausnahmsweise eine Operationsindikation bestehen wird.

Die häufigste konservative Behandlungsmethode ist die Lagerung des Handgelenkes (zumindest über Nacht) mit einer volaren Handschiene in Neutral- bzw. geringer Extensionsstellung, eventuell kombiniert mittels einer nicht fixierten thermoplastischen Tagesschiene. Damit kann in

rund 50 % der Fälle bereits eine weitgehende Beschwerdefreiheit erzielt werden.
Vielfach wird eine Ergotherapie angeschlossen bzw. eine physikalische Therapie des Handgelenksbereiches z.B. mit Quergalvanisation, Impulsgalvanisation und Ultraschall, eventuell werden Lymphdrainage und Kryotherapie versucht. Die früher beliebten Corticoid-Lokal-Infiltrationen können zwar passager eine Schmerzausschaltung bewirken, sind aber für die Langzeittherapie ungeeignet und außerdem können lokale Schädigungen im Handbereich gesetzt werden. Längerfristig ist auch die Gabe von nichtsteroidalen Antirheumatika ineffektiv, wie auch insgesamt die Verwendung von Analgetika nicht indiziert ist.

4. Radikuläre Schmerzen

4.1 Allgemeine Symptomatik, Ätiologie

Vom Achsenskelett ausgehende Funktionsstörungen können in unterschiedlicher Intensität und sehr differenter Pathogenese Schmerzen und Irritationsphänomene auslösen. Diese Beschwerdebilder gehören zu den häufigsten überhaupt und bedingen abgesehen von den subjektiven Beschwerden auch eine Reihe von sozioökonomischen Problemen durch Krankenstand, eingeschränkter Arbeitsfähigkeit, (Früh)-Berentung und direkte therapeutische Kosten. Obwohl, zumindest in Teilbereichen, auch präventive, neuroorthopädische, Maßnahmen durch Ergonomie und Haltungsschulung, Training etc. gesetzt werden können, werden von den Betroffenen solche präventiven und letztlich auch vielfach langzeitrehabilitativen Maßnahmen nicht in ausreichendem Umfang bzw. nicht lange genug angenommen.
Die akuten Schmerzen sind vielfach mechanisch (aber auch entzündlich z.B. Borreliose, oder „Interkostalneuralgie") bedingt und sehr schmerzhaft, das maßgebliche Problem sind die chronisch rezidivierenden bzw. chronifizierten Schmerzen. Charakteristisch ist, daß die Beschwerden meist lage- und belastungsabhängig sind und lokalisatorisch überwiegend den Schulter-Nacken-Arm-Bereich oder den Lumboischialgiebereich betreffen. Es bestehen dabei keineswegs immer oder ausschließlich neuropathische Schmerzen, vielfach sind abgesehen von den Nervenbahnen (sekundär) auch andere schmerzgenerierende Strukturen wie Gelenke und die paravertebrale Muskulatur etc. involviert (Siddal und Cousins 1997).
Es ist auch nicht zu übersehen, daß gerade Beschwerden im Zusammenhang mit dem Achsenskelett häufig auch Ursachen im psychosozialen Umfeld mit Konversionsmechanismen und natürlich auch folgenden Begleitdepressionen erkennen lassen.

Vom neurologischen Gesichtspunkt ist es jedenfalls wesentlich, einerseits das Ausmaß der organischen Schädigung zu erfassen und andererseits festzustellen, inwieweit lediglich eine Funktionsstörung auf Basis einer Funktionshemmung, etwa auf Schmerzbasis im Sinne z.B. einer pseudoradikulären Symptomatik oder ein Funktionsverlust z.B. Lähmungserscheinungen nach Bandscheibenvorfall bzw. Schmerzen auf Basis einer direkten nervalen Schädigung vorliegen. Daran orientiert sich nicht nur die weitere diagnostische Abklärungsachse sondern auch das aktuelle Schmerztherapiekonzept wie auch die allfällige Planung der längerfristigen rehabilitativen Behandlung.

Die Behandlung, sei sie nun konservativ oder invasiv, medikamentös oder nicht-medikamentös wird in den meisten Fällen nur symptomatisch sein können und die Kausalität der Schmerzen vielfach zweifelhaft bleiben, wie sie die zahlreichen Erfahrungen verdeutlichen, die auf die mangelnden Zusammenhänge zwischen röntgenologisch nachweisbaren degenerativen Veränderungen am Achsenskelett und klinischer Symptomatik bzw. vice versa hinweisen oder – in einem gewissen Ausmaß – zwischen Bandscheibenvorwölbung und allfälligem Operationseffekt.

Überblicksmäßig wird am Beispiel der akuten *Lumboischialgie* der neurologische Überlegungsweg nachgezeichnet (Wessely 1998) (auf weitere Details kann hier nicht eingegangen werden).

Die Schmerzen strahlen vom Kreuzbereich Richtung Gesäß, Hüfte, Bauchregion oder entlang der BWS aus und werden durch Bewegungsbelastungen und durch Erhöhung des intraabdominellen Druckes durch Husten, Pressen usw. verstärkt. Die lokale Muskelverspannung, besonders der langen Rückenstrecker und der paravertebralen Muskulatur, ist tastbar und schmerzhaft. Das Lasegue-Zeichen ist fast immer positiv, häufig auch der umgekehrte Lasegue als Hinweis auf eine Irritation im mittleren Lumbalbereich, auslösbar durch Hüftstreckung. Die klinische Symptomatik der Lumbago ist charakterisiert durch die Schmerzsymptomatik, Mobilitätseinschränkung bzw. das Haltungsprovisorium. Dabei ist die Lendenlordose meist verstrichen. Der Schmerz kann sich bis weit distal in die UE fortsetzen, es können Paresen und Sensibilitätsausfälle als Zeichen der radikulären Läsion hinzukommen. Der Schmerz ist dabei eine Kombination von neuropathischen Komponenten, Muskel und Gelenksschmerzen etc.

4.2 Differentialdiagnose

Die Differentialdiagnose der Lumbago (Lumboischialgie) richtet sich auf den Ausschluß einer radikulären Läsion, deren häufigste Ursache der laterale oder mediale Bandscheibenvorfall ist. Hierbei ist es wichtig, die Irritations- bzw. Ausfallssymptomatik einzelner spinaler Wurzeln oder – bei einem tiefgelegenen medianen Bandscheibenprolaps – mehrerer Wurzeln

(Cauda) von pseudoradikulären Beschwerden abzugenzen. Das Hauptkriterium zur Unterscheidung ist, daß es im Rahmen pseudoradikulärer Beschwerden (pseudoradikuär = „Imitation radikulärer Symptome") lediglich zu einer schmerzhaften Funktionseinbuße ohne konkrete neuropathische Symptomatik kommt, bei einer Wurzelkompression hingegen sensomotorische Ausfälle Reflexanomalien und neuropathische Schmerzen vorliegen (Tab. 7). Jedes Segment bzw. jede Spinalwurzel hat dabei ein eigenes charakteristisches lokalisatorisches und symptomatologisches Profil, wobei aber nicht übersehen werden sollte, daß auch bei einem definitiven Bandscheibenvorfall mit Wurzelkompression nicht immer das komplette Ausfallsbild vorliegen muß, sondern zunächst nur z.B. eine verstärkte Lumbago-Symptomatik bestehen kann. Wesentlich ist eine eventuelle akute Caudaläsion mit Schmerzsymptomatik im Kreuz und im Unterschenkelbereich, Paresen der Waden und der kleinen Fußmuskeln, Fehlen der ASR, Blasenstörungen, Sensibilitätsstörungen im „Reithosengebiet" bzw. entsprechenden segmentalen sensiblen Störungen sowie jene der Schweißsekretion zu erkennen und umgehend einer chirurgischen Behandlung zuzuführen.

4.3 Therapiemöglichkeiten

Die Therapiemaßnahmen werden interdisziplinär anzupassen sein und sind vor allem im chronischen Stadium die Domäne nicht-medikamentöser Therapie.

Letztere reicht von klassischer Physikalischer Therapie über TENS bis Akupunktur und in weiterer Folge zu allgemeinen rehabilitativen Maßnahmen.

Die Operationsindikation besteht bei nachgewiesener (spinales CT oder MR) lokaler Raumforderung (Diskusprolaps, knöcherne Enge, Tumor etc.), radikulären Ausfällen (Paresen, Blasenstörungen etc.) bzw. intraktablen Schmerzen.

Die Schmerztherapie umfaßt dabei die einfachen Analgetika, insbesondere NSAR (wobei vielfach Mischinfusionen verabreicht werden, u.a. perfusorgesteuerter Dauertropf von z.B. 500 ml Ringerlösung mit 2500 mg Metamizol oder 16 (ev. 24) mg Lornoxicam oder adäquate andere NSAR, 250 mg Tramadol und 15 mg Dehydrobenzperidol auf 24 Stunden).

Auch rasch wirksame Opioide in der Akutphase bzw. retardierte Präparate bei chronischen Schmerzen können verwendet werden.

Antidepressiva sind ebenso verwendbar, wie in manchen Fällen Antiepileptika oder NMDA Antagonisten. Bei chronischen Schmerzverläufen kämen einerseits invasive Methoden als auch psychotherapeutische Interventionen in Frage.

Tab. 7.

Differentialdiagnose der radikulären und pseudoradikulären Symptomatik		
	Radikulär (Neuropathisch)	Pseudoradikulär
Schmerz	im Dermatom ziehend-bohrend wie „Zahnweh"	mehrere Dermatome dumpf-streifig wie „Muskel"
Sensibilitätsstörung	alle Qualitäten, im Dermatom, bes. Algesie	Dysästhesien?
Atrophie	evtl. isoliert im Myotom	keine, evtl. Kontraktur
Kraft	Parese im Myotom	Schmerzhemmungsphänomen, höhere Ermüdbarkeit
Reflexe	Hypo-, Areflexie	unauffällig
Vegetativ	keine, evtl. passagerer Reiz	lokal in Dermatomen
Neuroorthopädisch	evtl. unspezifisch	Dysfunktionshinweise Myogelosen

5. Herpes zoster und postherpetische Neuralgie

5.1 Klinische Symptomatik

Eine Verbindung zwischen Herpes zoster und Spinalganglion wurde schon vor über 100 Jahren vermutet. Mittlerweile steht fest, daß das Varicellen Zoster Virus die Varicellen (Windpocken) und den Herpes zoster auslöst. Bei der Erstinfektion kommt es zum Auftreten von Windpocken, das Virus bleibt latent im Spinalganglion und kann durch bestimmte Trigger reaktiviert werden (u. a. Streß, medikamentöse Immunsuppression, reduzierte zelluläre Immunität im höheren Lebensalter, immunologische oder maligne Erkrankung). Das Virus gelangt über einen axonalen Transport einerseits zur Haut und löst im Dermatom Schmerzen und vesiculopapulöse Hauteffloreszenzen bzw. Bläschenbildung (nach 1–3 Tagen) aus, in der Folge Krustenbildung und langsame Abheilung innerhalb eines Monats. Schon einige Tage vor den Hauterscheinungen kann es zu Allgemeinsymptomen wie Müdigkeit, Leistungseinschränkung, Gliederschmerzen und eventuell Fieber, lokal auch zu Juckreiz und Parästhesien, andererseits zu Komplikationen der Zosterinfektion kommen, nämlich Generalisierung bzw. Übergreifen auf das motorische periphere Nervensystem mit Auftreten von Paresen, aber auch auf das ZNS, und damit zu Myelitiden, Meningoenzephalitiden etc. Auch ein Befall des Auges (Keratitis!) und des inneren Ohrbereiches sind möglich.

Die Häufigkeit der postherpetischen Neuralgie wird in einer Größenordnung zwischen 10 und knapp 30% angenommen, wobei nach einer Untersuchung von Kurtzke (1984) das Risiko in der Altersgruppe der über 50jährigen bei 50% und bei über 80jährigen bereits bei 80% liegt. Es ist nicht klar, wieso nicht jeder eine solche Neuralgie entwickelt bzw. welche zusätzlichen Risikofaktoren für das Auftreten und eventuell auch für die Intensität verantwortlich sind: vielfach werden als Belastungsfaktoren die primäre Intensität (hoher Virustiter und schwere Hautläsion) (Higa et al. 1997), Verlust der Histaminreaktion (Baron und Sagner 1995) das Lebensalter, Lokalisation im Gesichtsbereich und die psychosoziale Begleitsituation angeführt (Choo et al. 1997).

Im allgemeinen werden 3 Schmerzverläufe unterschieden, nämlich: ein anhaltender brennender Dauerschmerz, spontane intermittierende kurze lanzinierende Episoden („Neuralgie") und schließlich eine Dysästhesie mit ausgeprägter taktiler, statischer und dynamischer Allodynie und Hyperpathie (Sieweke et al. 1999). Insbesondere letztere ist ganz massiv ausgeprägt, typischerweise scharf begrenzt und kann bis zur Unverträglichkeit jedweder Berührung, auch der Kleidung etc. führen und letztlich eine soziale Isolation bedingen. Die Intensität ist reziproke mit dem sensiblen Ausfall korreliert, wobei sich zeigt, daß wenn in Hautbiopsien die sensorische Innervationsdichte groß ist und demnach kaum eine sensible Störung besteht, die Schmerzempfindung, insbesondere die Allodynie, besonders stark ausgeprägt ist. Starker Schmerz und starke Allodynie gehen mit lokaler Hitzehyperalgesie einher (Allodynietypus). Weiters kann einem Deafferenzierungsschmerz (sensible Störung aber kaum Allodynie) ein nociceptorvermittelter Schmerz (irritabler Nozizeptor) auf Basis abnomer chronischer Entladungen (Sensibilität kaum gestört und Allodynie ausgeprägt) gegenüber gestellt werden, wobei dies auch im Therapiekonzept (bes. für infiltrative Lokalmaßnahmen) zu berücksichtigen sein wird (Baron und Sagner 1995, Rowbotham und Fields 1996, Wasner und Baron 1998).

Die Häufigkeit nimmt mit dem Alter zu. Die jährliche Inzidenz liegt zwischen 0,3 und 0,5‰, im Durchschnitt 400 Fälle auf 100.000, wobei unter dem 20. Lebensjahr die Inzidenz 10× niedriger, im Alter über 80 Jahren hingegen mit über 1% deutlich höher liegt. Der Befall ist unilateral, bevorzugt werden thorakale Segmente und der Hirnnervenbereich (insbesondere der 1. Trigeminusast betroffen). Pathophysiologisch kommt es in der akuten Phase zu einer akuten, manchmal hämorrhagischen Entzündung der Spinal- bzw. Hirnnervenganglien, in weiterer Folge auch der peripheren Nerven und der dorsalen Wurzeln mit Demyelinisierung und Waller'scher Degeneration. In Einzelfällen können die Bläschen auch ohne Akutschmerz (möglicherweise aber doch mit nachfolgender Neuralgie) auftreten und gelegentlich sind auch typische Schmerzen ohne Bläscheneruption (Herpes zoster sine herpete) möglich (Loeser 1986, Watson 1994, Engberg et al. 1995, Kost und Straus 1996).

Der *Akutschmerz* ist bereits anfangs weitgehend lokalisiert, meist aber noch nicht scharf umgrenzt, zunächst eher dumpf und wird tief empfunden mit ondulierender Intensität, in der Folge nimmt der Schmerz einen überwiegend oberflächlichen scharf schneidend und brennenden („radikulären") Charakter an, es kommt zu Dysästhesien, gelegentlich können sich auf dem weitgehend anhaltenden Basisschmerz bereits Exazerbationen aufpfropfen.

Die gefürchtete Komplikation ist die *postherpetische Neuralgie*, wobei es definitionsgemäß zu Schmerzen im betroffenen Gebiet nach Konsolidierung der Hautaffektionen zumindest in der Dauer eines Monats kommt. Man nimmt an, daß sowohl periphere Mechanismen (Sensibilisierung kutaner Nozizeptoren bzw. nozizeptiver Nervi nervorum durch die Entzündung, selektiver Verlust markhältiger Nervenfasern), als auch zentrale Pathomechanismen (mit deafferenzierungsbedingten, plastischen Veränderungen im ZNS, zentrales sprouting von myelinisierten Fasern, eventuell in direktem Kontakt mit Dorsalhornzellen), eventuell auch Virusreplikationen auf niedrigem Titerniveau zur Entstehung der Neuralgie führen (Schon et al. 1987).

5.2 Akuttherapie des Herpes zoster

Abgesehen von lokalen Therapien an die Haut mit Salben, Puder, kühlenden Umschlägen etc. wurde schon früher vielfach versucht, eine systemische bzw. regionale Therapie durchzuführen. Der positive analgesierende Effekt von *Glukokortikoiden* in der Akutphase ist unbestritten (Eaglstein et al. 1970, Keczkes und Basheer 1980, Loeser 1986, Raj 1992, Zenz et al. 1994). Nur wenige Autoren fanden in der Akutphase keinen Effekt (Esman et al. 1987); Der eventuelle neuralgieprophylaktische Effekt ist unklar (Keczkes und Basheer 1980). Üblicherweise wird Cortison 7–21 Tage anfangs in Dosen von 40–60 mg Prednisolon tgl., dann in ausschleichender Dosierung verabreicht. Bei immunsupprimierten Patienten ist, um eine Disseminierung zu vermeiden, besondere Vorsicht geboten und jedenfalls eine gleichzeitige Therapie mit einem Virustaticum (siehe unten) erforderlich (Merselis et al. 1964). Von Perkins und Hanlon wurde 1978 in einer (zwar unkontrollierten) Studie mit Cortison, z. T. kombiniert mit Lokalanästhetica, ein besonders guter Effekt nach intraduraler Injektion bzw. Injektion des Ganglion Gasseri beschrieben.

Schon seit Jahrzehnten werden in der Akutphase des Herpes zoster *Lokalanästhetica* (Bupivacain, Mepivacain, Procain etc.) verabreicht, wobei die Applikation von intravenös über subkutane Infiltrationen und lokalen bzw. regionalen Blockaden im peripheren Nervensystem bis zur Epiduralanästhesie und Sympathicusblockade (Rosenak 1938, Baumann 1979, Dan et al. 1985) reicht. Die Effektivitätsquote liegt über 80 %, ein früher Therapiebeginn im Krankheitsverlauf wird empfohlen.

Eventuell käme eine Lokalbehandlung mit Acetylsalicylsäure in Äther als Hautapplikation in Frage (de Benedettis und Lorenzetti 1996).

Die Gabe von einfachen Analgetica aber auch von *Opioiden* ist nicht systematisch untersucht, bis auf Einzelfälle kann keine allgemeine Therapieempfehlung mit diesen Substanzen abgegeben werden.

Schon seit langem hat man versucht, eine spezifische virustatische Substanz in die Therapie des akuten Herpes zoster einzuführen. Das Ziel war, die progrediente Virusreduplikation zu unterbrechen, wobei in den 70er Jahren Arabinosid als Ara A, Ara C verwendet worden sind, doch waren diese Substanzen in der benötigten Dosierung relativ toxisch und die Effektivität war noch ungenügend. Schließlich wurde das Guanosinanalogon Aciclovir, welches selektiert in infizierten Zellen die virale DNA Polymerase blockiert, entwickelt und ist seither das maßgebliche Präparat in der Behandlung des Herpes zoster und des Herpes simplex sowie all ihrer Komplikationen. Es wurde mittlerweile in zahlreichen offenen und kontrollierten Studien nachgewiesen (Bean et al. 1982, Loeser 1986, Wood et al. 1988 und 1996, Huff et al. 1993, Balfour 1999), daß Aciclovir die lokale Abheilung beschleunigt und die Schmerzintensität sowie die Schmerzdauer verkürzt. Die Verabreichung erfolgt peroral in Dosierungen von $5 \times 200–800$ mg pro Tag bzw. i.v. $3 \times$ tgl. 5 ev. 10 mg pro kg Körpergewicht und Tag. Die Therapiedauer beträgt im allgemeinen 5–10 Tage, die Verträglichkeit ist gut, Nebenwirkungen sind meist harmlos und passager (u. a. Übelkeit, Muskelschmerzen), allerdings sind bei Patienten mit eingeschränkter Nierenfunktion Fälle von Nephrotoxizität beschrieben worden, insbesondere bei dialysepflichtigen Patienten. Im Zuge der Therapie ist also die Nierenfunktion zu kontrollieren. Mittlerweile sind Präparate der 2. Generation u.a. Famciclovir – Duchschnittsdosierung 3×500 mg/T über 4 Tage (Boon und Griffin 1995, Tyring et al. 1995) sowie Valaciclovir (Dosierung: 3×1000 mg/T – 7 Tage) (Beutner et al. 1995) in die Therapie eingeführt worden, wobei diese Substanzen potentiell eine günstigere Wirkungs-, Nebenwirkungskurve zeigen.

Ein wesentlicher weiterer Therapiegesichtspunkt ist, daß man versucht hat, bereits im Rahmen der Akuttherapie des Herpes zoster eine *Prävention* gegen das Entstehen der postherpetischen Neuralgie durchzuführen (Pernak 1990, Winnie und Hartwell 1993, Wood et al. 1996, Wulf und Baron 1997, Bowsher 1999). In erster Linie wurden dabei in jüngerer Zeit die *Virustatica* eingesetzt und zunächst enthusiastische Berichte publiziert, in denen z.T. eine über 50 %ige Reduktion des Auftretens einer Post-zoster-Neuralgie beschrieben wurde, wobei allerdings die Studien in Design sowie Definitions- und Zeitfragen nicht immer den Standardvorgaben entsprachen. (Freestone und Bridgen 1990, Bowsher 1994). Insbesondere scheint die Effektivität nur in den ersten Wochen bis Monaten nach der Infektion zu bestehen, über den weiteren Verlauf sind keine verläßlichen Daten verfügbar (Zenz et al. 1994). Jedenfalls wurde in gepoolten Studien bzw. Metaanalysen die Effektivität nachgewiesen. So konnten Crooks et al. 1991 im Pooling von 3 kontrollierten Studien an 313 Patienten zeigen, daß die durchschnittliche Schmerzdauer in der Placebogruppe 85,6 und in der Aciclovirgruppe 49,1 Tage (Signifikanzniveau < 0,001) betrug. In der Nachuntersuchung von Huff et al. (1993) betrug der Unterschied bei 187 Patienten von 6 Zentren sogar 20 gegenüber 62 Tage (p = 0,02). Andererseits gibt es Studien, die – zwar schon etwas – sind aber keinen nennenswerten positiven Effekt von Aciclovir auf das Entstehen der Post-zoster-Neuralgie belegen konnten (McKendrick et al. 1989). Famciclovir und Valciclovir scheinen in der präventiven Indikation wirksam zu sein. Famciclovir (Tyring et al. 1995) verkürzte die Neuralgiedauer durchschnittlich um 2 Monate.

Die Gabe von *Cortikosteroiden* als Präventivmaßnahme wird kontraversiell gesehen. Esman et al. konnten 1987 keine diesbezügliche Effektivität feststellen, während Eaglstein et al. 1970, Keczkes und Basheer 1980 bzw. Pernak 1990 sehr wohl der Meinung sind, daß die frühzeitige Cortisongabe die Schmerzintensität und Schmerzdauer aber auch möglicherweise die Inzidenz der Post-zoster-Neuralgie günstig beeinflusse. Insgesamt sind die Nachbeobachtungszeiten relativ kurz.

Nach einigen Autoren (Gailbraith 1983, Loeser 1986) ist auch die Gabe von *Amantadin* als Präventivmittel geeignet, eventuell sogar in topischer Applikation (amantadingetränkte Verbände) Bowsher (1997) empfiehlt Amitriptylin. Vielfach wurde auch versucht, mit Nervenblockaden, insbesondere der *Sympathicusblockade* eine Prävention zu erzielen, wobei es viele unkontrollierte Einzelberichte über die Effektivität gibt, aber nur wenige kontrollierte Studien, die zusätzlich meist beträchtliche methodologische Probleme aufweisen.

Aus den kontrollierten Studien mit positiven Effekt (Dan et al. 1985, Baumann 1979) jeweils durchgeführt mit 1%igem Lidocain oder Mepivacain, geht hervor, daß die Effektivität offenbar vom möglichst frühzeitigem Beginn der Therapie abhängig ist; andere Autoren, wie z. B. Riopelle (1984), Yaganida et al. (1987) konnten, in ihren Untersuchungen allerdings keinen Präventionseffekt nachweisen.

Einzelberichte gibt es etwa über die Gabe von Adenosin-Monophosphat (Sklaris et al. 1985) oder Interferon Alpha.

5.3 Therapiemöglichkeiten der postherpetischen Neuralgie

Einfache Analgetika, Opioide

Herkömmliche Analgetika oder Vitaminpräparate sind bei der Post-zoster-Neuralgie unwirksam (Zenz et al. 1994, Watson 1995, Johnson 1997, Malin

1998). Selbst Opiate haben keinen hohen Stellenwert in dieser Indikation, allerdings konnten Watson et al. 1998 an einer Patientengruppe (unkontrolliert) einen Benefit mit Opioiden nachweisen und zeigen, daß Patienten vielfach Oxycodon einer Therapie mit Antidepressiva vorgezogen haben. Rowbotham wies 1994 darauf hin, daß Morphin i.v. zu einer deutlichen Schmerzreduktion führen kann. Pappagallo und Campbell (1996) empfehlen ebenfalls Opioide als Alternative.

In einer Mitteilung von Fine und Ashburn (1988) wird auf die günstige Kombination von Fentanyl und Lokalanästhetika verwiesen bzw. von Kotani et al. (2000) auf die Möglichkeit der intrathekalen Cortisongabe, die sich gegenüber Lidocain bzw. Placebo bei 227 Patienten als signifikant überlegen erwiesen hat (Behandlung mit 60 mg Methylprednisolon und Lidocain, 1× pro Woche, 4 Wochen hindurch).

Antidepressiva

Das Mittel der 1. Wahl sind, wie bei allen neuropathischen Schmerzen – Antidepressiva, eventuell in Kombination mit anderen Psychopharmaka (Max 1995, Zenz et al. 1994). Die trizyklischen Antidepressiva, vorwiegend Amitriptylin Desimipramin aber auch Maprotilin sind trotz ihrer potentiellen Nebenwirkungen und Kontraindikationen weiterhin die führende Präparategruppe. Es kann mit diesen Präparaten eine im Durchschnitt 60 %ige, in Einzelfällen auch viel höhere Effektivität in Hinblick auf Schmerzreduktion bzw. Verkürzung der Schmerzphase erzielt werden, wobei die Dosierungen eher niedrig zu wählen sind und jedenfalls eine einschleichende Titrierung erforderlich ist. Für Amitriptylin und Desimipramin (Watson 1982, Kishore-Kumar et al. 1990) liegt die Tagesdosierung zwischen 10 und 100 mg, in Einzelfällen auch darüber, im Durchschnitt um 25–50 mg. Watson et al. konnten 1990 zeigen, daß Amitriptylin dem ebenfalls wirksamen Maprotilen noch überlegen ist. Besonders günstig scheint die Kombination einer Vorbehandlung mit Aciclovir und anschließender Amitriptylin-Therapie zu sein, wie dies Bowsher 1997 empfohlen hat, da die Vorbehandlung das günstige Ansprechen auf Amitriptylin fördert.

Die neueren Antidepressiva sind in dieser Indikation nur spärlich untersucht, aber offenbar ebenfalls wirksam (Rowbotham 2000), während Tranquilizer kaum effektiv sind (Max et al. 1988).

Antiepileptika

Obwohl die Gabe von Antiepileptika zum Standardrepertoire der Therapie von Neuralgien gehört gibt es nur relativ wenig und nicht gut dokumentierte Studien, die die Effektivität solcher Substanzen bei der Zosterneuralgie belegen würden. Insbesondere seien bei lanzinierenden Schmerzattacken die Antiepileptika einsetzbar, eine besondere Wirksamkeit wird für

Carbamazepin von den meisten Autoren jedoch nicht festgestellt (Bowsher 1994, Killian und Fromm 1968). 1977 konnten Gerson et al. die Überlegenheit von Carbamazepin, allerdings in Kombination mit Clomipramin gegenüber TNS nachweisen. Eine Einzelstudie von Raffery 1979 berichtet über positive Erfahrungen im Rahmen einer Valproattherapie. Üblicherweise werden Antiepileptika mit (trizyklischen) Antidepressiva kombiniert (Loeser 1986).

Vor kurzem konnten Rowbotham et al. (1998) – nach Vorberichten von Segal und Rordorf 1996 – in einer placebo-kontrollierten achtwöchigen Studie bei 229 Patienten die signifikante Wirksamkeit von Gabapentin (maximale Tagesdosis 3600 mg) auf Schmerz, Schlafqualität und letztlich auf die Lebensqualität nachweisen. (Auf einer zehnteiligen Schmerzskala sank der Schmerzskore in der Gabapentingruppe um 33% (von 6,3 auf 4,2) und für Placebo nur um 7% (6,5 auf auf 6,0).

Lokalanästhetika, Antiarrhythmika

Die intravenöse Gabe von Lokalanästhetika wie Lidocain in Dosierungen um 5 mg/kg KG wird kontraversiell beurteilt – so konnten Edward et al. 1985 keinen gesicherten Erfolg nachweisen, von manchen Autoren wird aber Lidocain als sehr effektiv angesehen, allerdings steht derzeit nur eine diesbezügliche Doppelblindstudie zur Verfügung (Rowbotham et al. 1991, Rowbotham 1994). Vielfach werden in Verbindung mit der Gabe von Lokalanästhetika auch Glucokortikoide lokal, systemisch bzw. peridural verabreicht, doch konnten auch damit an größeren Kollektiven keine bleibenden Effekte nachgewiesen werden (Perkins und Hanlon 1978, Zens et al. 1994).

NMDA-Antagonisten

Vielversprechender ist der Behandlungsansatz mit NMDA-Rezeptoren-Antagonisten, welche in die zentrale neuronale Exzitabilität und möglicherweise in das Wind up-Phänomen mit Entstehung der Allodynie etc. eingreifen können. Erste Erfahrungen (Eide et al. 1994) mit Ketamin bzw. Memantine (Eisenberg et al. 1988) waren vielversprechend. Die tatsächliche praktische Etablierung steht noch aus.

Andere medikamentöse Therapiemöglichkeiten

Von einigen Autoren wurde auch Baclofen, ein Gaba-Agonist mit spasmolytischer Komponente bei Herpes Neuralgie erfolgreich eingesetzt, wobei in unkontrollierten Studien bei jeweils etwa der Hälfte der Patienten eine maßgebliche Schmerzlinderung erzielbar war (Steardo et al. 1984, Terrence et al. 1985).

Viele Substanzen wurden in – meist nicht kontrollierten – Einzelstudien mit unterschiedlichem Effekt erprobt, ohne daß sich solche Substanzen etablieren konnten (Loeser 1986). Auch die Gabe von polyvalenten Immunglobulin bzw. spezifischen Zosterhyperimmunglobulin konnte sich letztlich nicht durchsetzen (Neu 1982). Clonidin, ein Alpha 2-Adrenorezeptor-Antagonist war zumindest in einer kontrollierten Studie (Max et al. 1988) Codein und Ibuprofen überlegen, es wurde auch die Möglichkeit einer topischen Applikation (Kirkpatrick et al. 1992) versucht, letztlich konnte sich diese Art der Therapie nicht durchsetzen.

Perkutane medikamentöse Therapien

Auch Lokalanästhetika werden topisch verwendet, insbesondere Lidocain 5 %ig in differenten Lösungsmittel. In zahlreichen unkontrollierten bzw. nicht ausreichend kontrollierten Studien (insbesondere ist die Verblindung weniger problematisch als bei Capsaicin) ist die Effektivität gezeigt worden, so u. a. von Kissin et al. 1989 oder Galer et al. 1999 bei postherpetischer Neuralgie. Auch lokalanästhetische Mischungen (z.B. EMLA, Stow et al. 1989, Juhlin und Evers 1990, Attal et al. 1999) oder Benzydamincreme (McQuay et al. 1990) werden vielfach verwendet.

Schließlich wurde von King erstmals 1993 Aspirin in Chloroformlösung topisch aufgebracht und als sehr effektiv beschrieben. Angenommen wird dabei, daß ASS (in einer Dosierung von 375–1500 mg) als Lösung aufgetragen wird, das Vehikel verdampft und ASS perkutan systemisch aufgenommen wird.

Capsaicinsalben in Konzentrationen bis 0,075 % wurden bei Post-zoster-Neuralgien mehrfach empfohlen. Wenn auch Langzeitergebnisse fehlen, so steht aus den Studien fest, daß insbesondere Präparationen mit höheren Konzentrationen eine Ansprechrate zwischen 40 und 80 % aufweisen, im Vergleich dazu Placebo nur zwischen 11 und 33 %, das aber offenbar die absolute Schmerzreduktion nur relativ bescheidene Ausmaße erreicht (Bernstein et al. 1989, Peikert et al. 1991, Watson et al. 1993). Drake et al. konnten hingegen 1990 in einer randomisierten Doppelblindstudie keinen signifikanten Effekt nachweisen.

Invasive Therapie

Lokale Infiltrationen und (regionale) Nervenblockaden mit Lokalanästhetika können auch noch lange über die eigentliche Wirkdauer des Anästhetikums hinaus eine Effektivität zeigen (Perkins und Hanlon 1978, Rowbotham 1994). Dabei liegen die Ansprechquoten zwischen 60 und 80 %, der Therapieeffekt soll bis zu mehreren Wochen anhalten, insbesondere bei Patienten mit einer Allodynie. Verwertbare kontrollierte Studien liegen allerdings nicht vor.

Insbesondere sind Sympaticusblockaden in sehr hohem Ausmaß effektiv, wenn relativ frühzeitig nach Zosterbeginn mit dieser Therapieart begonnen wird, wie Winnie und Hartwell 1993 berichtet haben. Allerdings stand auch in dieser Untersuchung keine Kontrollgruppe zur Verfügung (siehe auch Riopelle et al. 1984). In jüngerer Zeit wird auch versucht, Opioide an das Galglion stellatum heranzubringen, da Opioidrezeptoren auch an sympathischen Ganglien nachgewiesen wurden (Fine und Ashburn 1988). Eine spezielle Therapie ist die Infiltration z.B. des Ganglion cervicale superius mit kleinsten Opiatdosen (z.B. Buprenorphin) – GLOA (Maier 1996).

Bei Therapieresistenz werden eine Reihe von schmerzchirurgischen Eingriffen gesetzt werden, wobei insbesondere eine Läsion in der Hinterwurzeleintrittszone (DREZ) zu den häufiger angewandten Techniken zählt und lang anhaltende Besserungen im Einzelfall (keine kontrollierten Studien) gebracht hat (Friedmann und Nashold 1984), heute aber zugunsten neuromodulativer Techniken verlassen wird.

Nicht medikamentöse Therapien

Vielfach werden physikalisch medizinische Therapien angewandt, insbesondere Iontophoresen mit Procain. In Einzelfällen wurden auch andere Substanzen, z.B. das hochtoxische Vincristin (Layman et al. 1986) mit unterschiedlichen Effekten versucht. Suzuki et al. (1980) empfahlen Kryotherapie.

TENS wird seit Jahrzehnten auch bei Herpes zoster häufig eingesetzt (Nathan und Wall 1974, Jenkner 2000), allerdings mit sehr unterschiedlicher Effektivität, verwertbare kontrollierte Studien liegen nicht vor. Suzuki et al. haben 1980 eine Kältekautherisierung vorgeschlagen, eine Therapieart, die sich weder im Hinblick auf Effektivität noch auf die Tolerabilität der Nebenwirkungen durchsetzen konnte.

Auch die Akupunkturbehandlung kann in Einzelfällen als additive Maßnahme, nicht aber generell empfohlen werden, da in kontrollierten Studien bislang kein signifikanter Effekt nachgewiesen werden konnte (Lewith et al. 1983).

Auch im nicht unmittelbar medikamentösen Bereich gibt es noch eine Fülle von Möglichkeiten, die in Einzelfällen erfolgreich sein können, jedoch keine generelle nachgewiesene Effektivität aufweisen.

Begleitende psychologisch orientierte Schmerzbewältigungsstrategien sind aber wie bei allen chronischen Schmerzzuständen jedenfalls erforderlich.

Zusammenfassend sind die etablierten Therapiemöglichkeiten beim *akuten* Herpes zoster:
- lokale Hauttherapie

- Virustatica
- Corticosteroide, falls keine Immunsuppression vorliegt, eventuell Amantadin
- regionale Nervenblockaden.

Zur *Neuralgieprophylaxe* sind Virustatica, frühzeitige Sympathicusblockaden, Cortisongaben und eventuell auch Antidepressiva zu empfehlen.
Therapie der *postherpetischen Neuralgie:*
- Trizyklische Antidepressiva kombiniert mit Antikonvulsiva (Gabapentin)
- Opioide bei Bedarf
- Topische Gabe von Capsaicin bzw. Lidocain und schließlich andere Verfahren wie Regionalblockaden, eventuell GLOA, TENS, psychologische Schmerztherapie und im Bedarfsfall schmerzchirurgische Eingriffe bzw. SCS.

6. Komplexes regionales Schmerzsyndrom (CRPS)

6.1 Klassifikation

Es gibt Schmerzverläufe, deren klinische Begleitsymptomatik ein Mitbetroffensein des vegetativen Nervensystems wahrscheinlich macht. Man hat insbesondere früher aus dem günstigen Ansprechen auf Sympathicusblockaden unmittelbar auf einen sympathicusunterhaltenen Schmerz geschlossen. Es zeigte sich aber, daß nicht alle Betroffenen auf sympathicolythische Maßnahmen angesprochen haben.

Die Auslöseursachen solcher Schmerzsyndrome sind sehr unterschiedlich, wobei man einerseits Verläufe differenzieren kann, bei denen ein gravierendes Nerventrauma, z.B. eine Kriegsverletzung, wie dies im amerikanischen Bürgerkrieg erstmals von Mitchell, dargestellt wurde, vorliegt und zu ausgeprägten brennenden Schmerzen im Sinne einer Kausalgie führt und andererseits treten solche Schmerzen nach relativ banalen lokalen Traumen der Haut oder der Muskulatur an den Extremitäten auf, insbesondere nach chirurgischen Eingriffen im Hand- und Armbereich sowie Radiusfrakturen, die in weiterer Folge zu den typischen regionalen reflexdystrophischen Veränderungen führen. Solche Zustandsbilder wurden auch nach zentralen Läsionen, insbesondere Insulten, beobachtet. Auslösend, jedenfalls aber verstärkend können auch psychische Traumen wirksam sein, eine gesamtpsychosomatische Ursache dieses Krankheitsbildes wird aber nicht angenommen (Lynch 1992, Ciccone et al. 1997).

Von Jänig und Stenton Hicks wurden 1995 und 1996 neue Klassifikationskriterien erarbeitet, welche mittlerweile trotz mancher noch immer bestehender diskussionswürdiger Probleme allgemein akzeptiert werden.

Das Schmerzbild wird demnach als Komplexes Regionales Schmerzsyndrom (CRPS, complex regional pain syndrome) bezeichnet; es ist komplex, da es Schmerzen und vegetative Phänomene kombiniert, es ist regional, da es nicht Versorgungsbereiche einer Wurzel oder eines Nerven einhält und schließlich ist es ein chronisches Schmerzsyndrom im Unterschied zu anderen regionalen sympathischen Störungen (Handwerker 1999). Unterschieden wird dabei ein Typ I, welcher in erster Linie die sympathische Reflexdystrophie, also den *Morbus Sudeck* (Sudeck 1901) repräsentiert und ein Typ II, der die im Zuge von Nervenverletzungen entstehende *Kausalgie* abdeckt (Allen et al. 1999).

Zwei weitere Begriffe, nämlich der des „sympathically maintained pain" (SMP) wird unter der Annahme eines „sympathisch unterhaltenen Schmerzes" in all jenen Fällen verwendet, wo eine Sympathicusausschaltung zu einer Beschwerdefreiheit führt (z.B. auch bei einer Post-Zoster-Neuralgie) und andererseits werden als „sympathicusunabhängige Schmerzen" (SIP, „sympathicus independent pain") jene Verläufe zusammengefaßt, die auf eine Sympathicusblockade nicht ansprechen (dessen Ursache ungeklärt ist).

6.2 Allgemeine Symptomatik

6.2.1 CRPS I

Die klinische Symptomatik des Typus, der sympathischen Reflexdystrophie ist charakterisiert durch die Disproportionalität des Verletzungsausmaßes und der klinischen Symptomatik und häufig auch der Lokalisation der primären Verletzung und des Ortes, besser der Region der klinischen Symptomatik, mit typischer Ausbreitungstendenz über das betroffene Nervengebiet hinaus.

Maßgebliche sensible Ausfälle sind nicht zu erwarten, auch die elektroneurodiagnostische Untersuchung ergibt keine relevanten Veränderungen (Schwartzmann, McLellan 1987, Tanelian 1996).

Charakteristisch sind chronische, anhaltende, gelegentlich aber auch exazerbierende meist in der Tiefe empfundene brennende stechende Schmerzen (bei über 90% der Betroffenen) mit lokalen vegetativen Irritationsphänomenen. Die Schmerzen bestehen entweder spontan oder werden durch milde mechanische oder thermische Noxen (z.B. Fingerbewegung) ausgelöst. Dabei besteht eine lokale Hyperalgesie bzw. Allodynie und Hyperpathie. Das Ausmaß und der Einfluß der autonomen Dysfunktion ist unklar. Jedenfalls kommt es anfangs zu einem lokalen Erythem, einem belastungsabhängigen Ödem und einer Hyperhidrose (Birklein et al. 1977a, b). Dabei ist insbesondere das thermoregulatorische Schwitzen als Zeichen einer zentralen Funktionsstörung und weniger die periphere Sudomotorik betroffen. Die Hauttemperatur ist zu Erkrankungsbeginn im Vergleich zur gesunden Seite eher erhöht, nimmt aber später deutlich ab (kann aber durch Wärmezufuhr ausgeglichen werden). Die Temperaturunterschiede können bis zu 3 Grad betragen. Die Haut wird im längerem Verlauf eher fahl und teigig, oft matt glänzend, es treten andere trophische Hautveränderungen wie Fibrosen, Störung des Nagel- und Haarwachstums auf, in weiterer Folge auch Änderungen der Bindegewebsbeschaffenheit, muskuloskeletale Funktionsstörungen wie Gelenksversteifungen oder lokale Knochendemineralisierung (Tab. 8).

Weiters gibt es Hinweise auf eine primär entzündliche Genese mit Rötung, Schwellung, Schmerz und functio laesa. (Darauf begründet sich vermutlich auch das Ansprechen auf Corticosteroide, Oyen et al. 1993.)

Im weiteren chronischen Verlauf können sich auch generalisierte Symptome wie posturaler Tremor, Dystonie (in ca. 5 % der Fälle) oder Apraxie entwickeln (u.a. Bhatia et al. 1993). Feinkoordinative Störungen und eine Art motorischer Neglect finden sich schließlich bei über 90 % der Patienten, die für gezielte Bewegungen eine optische Kontrolle benötigen und den gewohnten Automatismus verlieren.

Die gesamte beschriebene Symptomatik kann sich nach einer erfolgreichen primären Behandlung oft noch nach einer jahrelangen Latenz entwickeln. Auf begleitende psychopathologische Veränderungen, insbesondere Depressivität, wurde verwiesen (Ciccone et al. 1997).

6.2.2 CRPS II

Die Kausalgie ist insbesondere durch das Schmerzsyndrom und die vegetative Störung charakterisiert und kann auch nur partiell bzw. inkomplett ausgebildet seien (Richards 1967).

Das CRPS II beginnt offenbar unmittelbar nach dem Trauma, tritt aber nie nach einer kompletten Nervendurchtrennung sondern nur nach partiellen Läsionen auf, die klinische Symptomatik hingegen entwickelt sich langsamer und schrittweise, zunächst meist mit dem Schmerz, dann den Zeichen der Entzündung und schließlich mit Hinzukommen vegetativer Störungen.

Die Symptomatik nimmt, wie erwähnt, auf mechanische und thermische Reize zu. Zu den Verstärkungsfaktoren gehören banale Belastungen wie u.a. Bewegungen in den Gelenken, auch schon das Faustschließen, aber auch orthostatische Einflüsse, wobei das Herabhängenlassen einer Extremität zur Beschwerdezunahme (Schmerz, Schwellungen) führt und eine entsprechende Positionierung in der Horizontalen eine Verbesserung herbeizuführen vermag. Intensive physikalische Maßnahmen können ebenfalls zur Verschlimmerung beitragen (Richter und Brackerts 1989).

72 Erkrankungen, die mit neuropathischen Schmerzen einhergehen

6.2.3 Differentialdiagnose

In der *Differentialdiagnose* sind in erster Linie Vaskulitiden, Durchblutungsstörungen oder Entzündungen wie etwa eine Borreliose etc. auszuschließen (Maier und Gleim 1998). Zur Diagnose und in beschränktem Ausmaß auch zur Prognose dient der Phentolamintest (Arner 1991).

Besondere *Untersuchungsmethoden* (Schürmann et al. 1999) sind jene, die die autonomen Störungen erfassen, wie die Thermographie, Lasergestützte Durchblutungsmessung, Schweißtest, Nativröntgen, insbesondere die Knochenszintigraphie (Kozin et al. 1981), allerdings nur in der subakuten Phase, die bei gleichbleibend guter Spezifität ab dem ersten Krankheitsjahr an Sensibilität verliert, sowie die Magnetresonanztomographie (Blumberg und Hoffmann 1994).

6.3 Pathophysiologische Besonderheiten

Der pathophysiologische Hintergrund ist nicht aufgeklärt. Der Zusammenhang mit einer sympathischen Störung wurde vielfach diskutiert, ist aber

Tab. 8

CRPS

Begleitende Symptome	
Schmerz:	Hyperalgesie/ Allodynie
Sensibilität:	Angabe von Hyperästhesie spontan/evoziert Dauer/Exacerbationen
Vasomotorik:	Temperaturunterschiede Hautfarbenänderungen bzw. Asymmetrien
Sudomotorik:	Änderung des Schwitzverhaltens bzw. Asymmetrien
Motorik:	reduzierte (Gelenks)beweglichkeit und/oder motorische Beeinträchtigung (Tremor, Dystonie, Parese)
Gewebe/Trophik:	Ödeme und/oder trophische Veränderungen an Haut, Haar, Nägeln, Gewebe

(modifiz. nach Harden et al. 1998)

auch im Experiment nicht eindeutig bewiesen, da manche Verläufe auf eine Sympathicusausschaltung nicht ansprechen und schließlich ist auch unklar, wieso bei entsprechendem Trauma nicht alle, sondern eben nur einzelne Patienten dieses Syndrom entwickeln. Zu diskutieren ist auch, daß eine sympathische Ganglionblockade auch systemische Effekte haben kann, ein Regionalblock kaum besser als Placebo wirkt und naturgemäß eine Doppelblinduntersuchung bei diesem Verfahren kaum möglich ist (Blumberg et al. 1991).

Pathophysiologischerseits werden für das CRPS zentrale und periphere Mechanismen diskutiert, wobei insbesondere die zentrale Sensibilisierung eine große Rolle spielen dürfte (Es führt eine primär periphere Erkrankung zur Verselbständigung bzw. zu einer zentralen Erkrankung im Sinne einer zentralen Anpassungsstörung). Unter normalen Bedingungen besteht keine Interaktion zwischen dem nozizeptivem und dem autonom-sympathischen System. Wenn aber eine periphere Nervenläsion entsteht, können sympathische und nozizeptive Afferenzen miteinander in Verbindung treten (Jänig et al. 1996, Tjöreborg et al. 1995), dies sowohl in der distalen Peripherie als auch im Bereich des Hinterhornes. Noradrenalin und Adrenorezeptoren, die unter pathologischen Bedingungen an den Efferenzen exprimiert werden, sind dabei als Überträger anzusehen.

6.4 Therapiemöglichkeiten

Die in der Literatur angeführten Therapiemaßnahmen sind äußerst vielfältig, ihre Beurteilung in bezug auf die Effektivität aber nicht einheitlich und insbesondere halten viele publizierte Aussagen den heutigen qualitätskritischen Erfordernissen nicht stand, wie dies unter anderem von Kingery 1997 eindrucksvoll demonstriert werden konnte. Es zeigt sich, daß vielfach die Anzahl der Untersuchten und insbesondere die Nachbeobachtungszeit für eine eindeutige Aussage zu gering sind und die angewandten Methoden eine Vergleichbarkeit bzw. eine tatsächliche Aussage erschweren oder unmöglich machen.

Einfache Analgetika, Opioide und TZA

Es gibt keine verwertbaren kontrollierten Studien, doch wird anekdotisch insbesondere die Gabe von nicht-steroidalen Antirheumatika und gelegentlich auch von Opioiden als günstig beurteilt. Die Cortikosteroide scheinen aber in dieser Indikation als eine der wenigen Substanzen eine gesicherte Effektivität zu haben (Christensen et al. 1982), wobei allerdings neuere Daten nicht zur Verfügung stehen und immunmodulative Eingriffe offensichtlich ineffektiv sind.

Das gleiche gilt für die Annahme, daß *trizyklische Antidepressiva*, wie bei anderen neuropathischen Schmerzen eine Wirkung hätten.

Antiepileptika

Obwohl vielfach erwähnt, sind keine beweisenden Studien für die Effektivität von Carbamazepin, Valproat oder Benzodiazepinen verfügbar. Mellick und Mellick konnten 1995 für Gabapentin auch in der Therapie der reflexsympathischen Dystrophien über gute Verträglichkeit und Effektivität berichten, Bestätigungen stehen aber noch aus.

Andere

Vielfach wird Calcitonin (eine letztlich als Hormon wirkende Aminosäurekombination, das durch Hemmung der Osteoklasten den Kalziumausstrom aus den Knochen vermindert) intranasal oder subkutan verwendet (in Dosierungen von 100E s.c. oder i.m. über zunächst 4 Wochen), mit sehr kontraversiellen Ergebnissen zur Anwendung gebracht. So konnten zwar unter anderen Gobelet et al. 1992, abgesehen von beträchtlichen Wirkungen durchaus positive Nebenwirkungen nachweisen. In den Untersuchungen von Bickerstaff und Kanis 1991 hingegen konnten keine relevanten positiven Effekte erzielt werden.

Weiters wurde vielfach *Clonidin*, die bewährte Alpha2-agonistische Substanz auch in dieser Indikation versucht, unter anderem transdermal mit mäßigem Effekt, effektiver aber epidural (Rauck et al. 1993), allerdings mit beträchtlichen Nebenwirkungen.

Invasive Maßnahmen

Schließlich werden wohl am häufigsten *intravenöse regionale Blöcke* gesetzt (Wang et al., wobei aber schließlich die Effektivität dieses Verfahrens mittels verschiedener Substanzen strittig bleibt, häufig auch deshalb, da man diese Blöcke üblicherweise mehrfach repetitiv zu setzen pflegt und in den Studien nur Einzelblöcke untersucht wurden. Jedenfalls scheint festzustehen, daß die intravenöse Gabe von Guanetidin (Tabira et al. 1983, Ramamurthi et al. 1995) letztlich ebenso ineffektiv bleibt wie die Verwendung von Reserpin als postganglionären Noradrenalinfreisetzer (Rocco et al. 1989), ineffektiv ist auch Atropin als Muskarin-cholinerger Antagonist und Droperidol als Alpha-adrenerger Antagonist. In Einzelstudien wird – zumindest für einige Wochen – für Blöcke mit Ketanserin ein günstiger Erfolg beschrieben, einen Serotonin Typ 2 Rezeptor-Antagonisten (Hanna und Peat 1989). Auch der Wirkeffekt von Phentolamin (Alpha-adrenerger Rezeptor-Antagonist) wird stark kontraversiell beurteilt und letztlich wird eine mögliche Effektivität (über Scheineffekte methodologischer Art hinausgehend) nur für kleine spezielle Patientensubsets angenommen (Raja et al. 1991, Verdugo und Ochoa 1994).

Diese Ergebnisse stehen gewissermaßen im Widerspruch zu den allgemein als günstig eingestuften Effekten nach Sympathikusblockaden mit

Lokalanästhetika und den langanhaltenden günstigen Effekten (allerdings auch ohne Kontrollgruppen) nach chirurgischer Sympathektomie (Bonica). Der Effekt einer GLOA ist unklar, die SCS wird vielfach propagiert.

Die *physikalische Therapie* wird allseits empfohlen und soll unspezifische günstige Effekte haben, insbesondere bei frühzeitigem Beginn (Priebe und Holmes 1996, Örlemans et al. 1999). Therapieversuche gibt es auch mit TNS (Hassenbusch et al. 1996), Laser oder Akupunktur (Spacek und Kress 1997). Großer Wert wird auf allgemeine *Rehabilitationsmaßnahmen* gelegt (Harden und Cole 1998).

Und schließlich stellt auch das komplexe regionale Schmerzsyndrom eine Indikation für nicht medikamentöse neuropsychologische Verhaltensansätze dar, insbesondere wird dabei die Verhaltenstherapie favorisiert (Jungnitsch und Köhler 1997).

7. Neuropathische Schmerzen bei Karzinom-Patienten

Bei der Mehrzahl von Patienten mit Malignomen kommt es in Abhängigkeit von der jeweiligen Lokalisation und der Tumorart auch zum Auftreten von Schmerzen, die ein Höchstausmaß bis zur subjektiven Unerträglichkeit erreichen können. Das Schmerzbild ist sehr uneinheitlich, die schmerzauslösenden Mechanismen sind in der Regel nicht eindeutig identifizierbar. Die Schmerzen können durch die unmittelbare mechanische oder toxische Wirkung des Malignoms entstehen, weiters im Sinne einer systemischen Paraneoplasie, als Operations- oder Bestrahlungsfolge, im Rahmen von additiven Infekten, viszeral-vegetativen Irritationen, Muskelverspannungen etc. (Olligs und Anderson-Hillemacher 1999).

Der Pathomechanismus wird für die überwiegende Mehrzahl eine nozizeptive Schmerzauslösung erbringen, doch können – wenn auch der Mechanismus weitgehend ungeklärt ist, (toxische Einflüsse?) – eindeutig auch *neuropathische Schmerzen* nachgewiesen werden (nach einer Zusammenstellung von Grond bei 593 Karzinom-Patienten konnte für 380 Patienten ein nozizeptiver Schmerz, für 32 ein neuropathischer und für 181 ein gemischter Schmerz identifiziert werden). Der neuropathische Schmerz äußerst sich häufig als Dysästhesie von brennend, stechenden Charakter, tritt auch gelegentlich paroxysmal, attackenförmig, oft in Kombination mit somatosensorischen und autonomen Dysfunktionen auf.

Die *Therapie* karzinom-assoziierter neuropathischer Schmerzen erfolgt nach den üblichen Prinzipien wie sie für z.B. Neuropathien aufgelistet sind, nämlich mit der Gabe von Antidepressiva, Antiepileptika und Steroiden bzw. NMDA-Antagonisten (Pud et al. 1998) sowie allen erwähnten invasiven Eingriffen, insbesondere der intrathekalen Therapie. Zusätzliche physikalische Maßnahmen unter anderem auch TENS-Stimulation und insbesondere psychotherapeutische Zusatzverfahren sind als additive Maßnahmen individuell wirksam.

Da vielfach die Grenzen der klaren Abgrenzbarkeit zwischen nozizeptiven und neuropathischen Schmerzen nicht exakt bestimmbar sind, gilt auch für diese Schmerzpatienten das allgemeine Therapieschema wie es die WHO für den nozizeptiven Schmerz festgelegt hat, nämlich die stufenweise Verabreichung von Opioiden und additiven Analgetika. Es ist in der Praxis a priori nicht entscheidbar (Allen 1998) welcher der Patienten auf Opioide ansprechen wird bzw. nicht, sodaß jedenfalls ein entsprechender Therapieversuch nach standardisierten Kritierien zu empfehlen ist.

8. Neuropathische Schmerzen bei Multipler Sklerose

Im Verlauf einer demyelinisierenden Erkrankung vom Multiple-Sklerose-Typus kommt es (Moulin et al. 1998) bereits im Akutstadium bei etwa 10 % der Betroffenen und im chronischen Langzeitverlauf bei 50–80 % zu Schmerzen, wobei nicht in allen Fällen die Unterscheidung zwischen neuropathischen und anderen Schmerzmechanismen möglich ist.

In der Akutphase ist es besonders die häufige Manifestation einer (beidseitigen) Trigeminusneuralgie oder eine akute Retrobulbärneuritis, welche das Schmerzbild prägt, es können an den Extremitäten kurze ticartige Schmerzattacken aber auch schmerzhafte tonische Verkrampfungen auftreten. Solche schmerzhaften Beinverkrampfungen und das Auftreten von dysästhetischen Schmerzbildern, aber auch von viszeralen Schmerzen sowie Schmerzen im Zusammenhang mit Dysfunktionen der Wirbelsäule oder auch Dekubitalulcera, Gelenksfehlstellungen etc. sind für die chronische Verlaufsphase typisch.

Im Therapiebereich kann die gesamte Palette der üblichen Medikamente eingesetzt werden, einen besonderen Schwerpunkt hat dabei die Behandlung der Kopfneuralgien mit Carbamazepin (Rushton und Olafson 1965) eventuell auch mit Baclofen. Houtchens et al. empfehlen 1997 unabhängig von der Schmerzart Gabapentin. Letzteres sowie auch Tizanidin können besonders bei den Extremitätenspasmen therapeutisch eingesetzt werden. Auch hochdosiertes Kortison ist z.B. bei der Retrobulbärneuritis häufig analgetisch gut wirksam, letztlich sind auch hier invasive Methoden wie z.B. die SCS anwendbar.

9. Phantomschmerzen

9.1 Allgemeine Symptomatik, Klassifikation

Nach Durchtrennung eines peripheren Nerven kommt es zu einer Reihe von Empfindungsveränderungen. Diese können in drei große Kategorien eingeteilt werden, nämlich *Schmerzen im Stumpfbereich* (Jensen und Rasmussen 1994), die in 15 bis 70 % der Fälle beobachtet werden. Die resultierenden Schmerzen können dabei mit Neuromen, sensiblen Veränderungen im Operationsbereich, muskulären und Durchblutungsfaktoren in Zusammenhang stehen.

Weiters können Phantome auftreten, also die Empfindung von durch eine Amputation abgetrennten Körperteilen. Dabei kann es sich um *Phantomsensationen* handeln (in bis zu rund 80 % der Fälle, bei Kindern wesentlich seltener), die sich entweder in Qualitäten der Berührung, Temperatur oder Druckempfindung oder der Positionierung und/oder schließlich in Bewegungsempfindungen bzw. bizarren Haltungs- und Schrumpfungsgefühlen („telescoping", bei 25–75 % der Betroffenen) manifestieren. Das Phantomgefühl kann nicht nur die Extremitäten, sondern auch Teile des Gesichts oder des Körpers (Stevens et al. 1995) sowie urogenitale und viszerale Bereiche etc. betreffen.

Schließlich kann es auch zum Auftreten von *Phantomschmerzen* kommen, die eine sehr breite Symptompalette haben können (Jensen und Rasmussen 1994, Davis 1993, Bach et al. 1988). Die Qualität wird als stechend, elektrisierend, brennend oder nadelstichartig beschrieben, teilweise kommt es auch zu Temperaturempfindungen. Der Schmerz bzw. die Mißempfindung kann anhaltend sein oder auch paroxysmal einschießen und einen Allodyniecharakter haben.

Der Phantomschmerz hat eine Prävalenz von 50–75 % und eine Inzidenz von 65–80 % (Kooijman et al. 2000). In rund einem Viertel der Fälle ist das Schmerzsyndrom anhaltend, in einem weiteren Viertel tritt es einige Male pro Tag in sekunden- bis stundenlanger, letztlich auch in tagelanger Dauer auf, und immerhin knapp 15 % der Untersuchten berichten über Phantomereignisse mehrere Male pro Jahr. Die Phantomschmerzen entwickeln sich zumeist im Verlauf der ersten postoperativen Woche. (Die Operation setzt offenbar zunächst eine Unterbrechung des gewohnten Reizinputs). Änderungen der Symptomatik, der Frequenz etc., werden häufig beschrieben, es ist nicht eindeutig klar, ob tatsächlich eine sukzessive Besserung für die Mehrzahl der Betroffenen im Zeitverlauf auftritt (Weinstein 1994). Nach Untersuchungen von Kooijman et al. (2000) ist die obere Extremität häufiger als die untere vom Phantomphänomen betroffen. Im allgemeinen wird die Sensation distal vom Stumpf empfunden und übereinstimmend wird festgestellt, daß Phantomschmerzen in sehr hohem Prozentsatz gemeinsam mit bzw. nach bereits bestehenden Phantomsensationen zur Beobachtung kommen (z.B. bei 36 von 37 Fällen im Patientenkollektiv von Koojman), ebenso sind Phantomschmerzen signifikant häufiger bei Vorliegen von Stumpfschmerzen. Katz und Melzack (1990) fanden Ähnlichkeiten zwischen den Phantomschmerzen und präoperativen Schmerzen in etwa 50 % der Fälle und nehmen für über 90 % einen Zusammenhang zwischen dem Ausmaß der präoperativen Schmerzen und dem Auftreten der Phantomschmerzen an. Auch Montoya et al. (1997) fanden eine starke positive Korrelation zwischen Phantom- und Stumpfschmerz, Jensen und Rasmussen sehen im Ausmaß des präamputativen Schmerzes das Hauptrisiko für die Entwicklung von Stumpf- und Phantomschmerzen.

In einer Untersuchung von Nikolajsen et al. (2000) konnte nachgewiesen werden, daß eine inverse Beziehung zwischen dem präoperativen Ausmaß der Schmerzschwelle für mechanische Stimulation (untersucht an immerhin 35 Patienten) und dem Ausmaß von Stumpf- und Phantomschmerzen nach der ersten Operationswoche bestand, nicht aber für den späten Phantomschmerz (nach 6 Monaten). Diese Ergebnisse weisen zwar darauf hin, daß die mechanische Empfindlichkeit der Extremität vor und nach einer Amputation mit dem frühen Stumpf- und Phantomschmerz in Beziehung steht, die Relation ist aber schwach. Die Ergebnisse sind ein Hinweis darauf, daß der Postamputationsschmerz mit peripherer und/oder zentraler neuronaler Sensibilisierung einhergeht.

Die Schmerzen können verstärkt werden, z. B. durch Distreß, Berührung, Wetter und Prothesen, gebessert aber durch Ruhe, durch Bewegung des Stumpfes, Kalt-Warmeinflüsse, aber auch wiederum durch Tragen der Prothese.

9.2 Pathophysiologische Besonderheiten

Früher war man davon überzeugt, daß Phantomschmerzen ausschließlich periphere Ursachen hätten, zentrale Einflüsse wurden negiert. Mittlerweile hat sich diese Auffassung geändert, der Einfluß zentralnervöser bzw. kortikaler Phänomene wird zunehmend betont. Dennoch ist die detaillierte Pathophysiologie von Phantomsensationen und Schmerzen nicht aufgeklärt (Weinstein 1994, Davis 1993).

Daß einerseits periphere Einflußfaktoren vorliegen, ist evident; dafür spricht, daß im allgemeinen Bewegungen des Stumpfes den Schmerz günstig beeinflußen, daß anästhesiologische Lokalverfahren zumindest temporär wirken und daß eine Neuromrevision wirksam sein kann bzw. daß Zusammenhänge von Phantom- und vorbestehenden bzw. Stumpfschmerzen bestehen. Schließlich kommt es nachweislich zu einem Zusammenhang mit muskulären Störungen (Krämpfe, teilweises Ansprechen auf Myotonolytica), aber auch mit der Durchblutung, wobei Maßnahmen, die die periphere Durchblutung verbessern, ebenfalls günstig sind.

Es zeigt sich, daß im Stumpfbereich die neuronale Aktivität zunimmt und ektope Reizbildung entsteht, wobei zunächst myelinisierte, später unmyelinisierte Fasern aktiv werden und in erhöhtem Maß auf adrenerge Reize ansprechen. Zugleich kommt es zur Ausschüttung von Schmerzmediatoren wie Substanz P, was schließlich zu Sensibilisierungserscheinungen im Hinterhorn mit der Möglichkeit der Entstehung von Hyperalgesie, Allodynie und Wind Up-Phänomenen führt und durch die erniedrigte Reizschwelle entsteht ein erhöhter Reizdurchfluß im Sinne einer Hyperexzitabilität.

Für die Evidenz zentraler Faktoren sprechen manche Phänomene wie das Telescoping (Katz und Melzack 1990) und auch, daß offenbar die Dauer und die Intensität bereits vor der Operation bestehender Sensationen ätiologisch wirksam sind. Weiters ist anzunehmen, daß durch den früheren Dauerschmerz das kortikale Schmerzgedächtnis aktiviert wird und im Rahmen des massiven nozizeptiven Input eine zentrale plastische Sensibilisierung im Sinne einer Reorganisation am Cortex, wahrscheinlich auch im Thalamusgebiet induziert wird. Jedenfalls gibt es aus der Arbeitsgruppe um Birbaumer u.a. durch MEG-Untersuchungen Hinweise darauf, daß kortikale Reorganisation und Phantomschmerzen eng korrelieren und die Ausschaltung peripherer Afferenzen z.B. durch eine Plexusanästhesie sowohl den Phantomschmerz unterbrechen als auch (in zumindest 50% der Fälle) die kortikale Reorganisation zur Rückbildung bringt (Flor et al. 1995). Falls sich diese plastischen Veränderungen aber stabil etablieren, könnte dies für die Ursache der Ineffektivität neurochirurgischer und medikamentöser Therapiemaßnahmen mit peripherem Schwerpunkt sein. Somit wären solche therapeutische Verfahren, die die kortikale Reorganisation beeinflussen könnten in den Vordergrund zu stellen (Flor et al. 2000).

9.3 Therapiemöglichkeiten

Die meisten bei Phantomschmerzen durchgeführten Therapieformen sind zumindest längerfristig gesehen nicht ausreichend effektiv. Deshalb wurden wohl auch bei diesem Krankheitsbild besonders viele Verfahren angewendet (Jensen und Rasmussen erwähnen 1994 dafür 68 Methoden!).

Medikamentöse Möglichkeiten

Die üblichen einfachen Analgetika sind ineffektiv, Opioide werden im allgemeinen (Portenoy et al. 1986, Weinstein 1994, zuletzt Huse et al. 2001) als zumindest versuchenswert angesehen. Jacobson et al. (1990) konnten eine effektive Phantomschmerztherapie durch intrathekales Fentanyl erreichen, allerdings wurden dadurch offenbar andere unspezifische Phantomsensationen ausgelöst, welche nun wiederum auf Lidocaingaben gut ansprachen.

Trizyklische Antidepressiva, eventuell auch Antiepileptika wie Carbamazepin (Patterson 1988) zeigen bescheidene Effekte.

Kontrollierte Studien-Erfahrungen mit NMDA-Antagonisten bzw. Gaba-Agonisten, die die kortikale Reorganisation beeinflussen könnten, stehen nicht zur Verfügung.

Eine interessante Mitteilung von Jäger und Meier (1992) betrifft die Gabe von Calcitonin, wobei 100–200 Einheiten intravenös bis zu 5× pro Tag zu einer deutlichen Reduktion der Phantomschmerzen geführt haben.

Capsaicin Transdermal soll zumindest nach einer Mitteilung von Watson und Evans 1992 beim Postmastectomiesyndrom wirksam sein.

Invasive Möglichkeiten

Zur Zeit wird die Rückenmarksstimulation in strenger Indikationsstellung empfohlen. Idealerweise sollte durch entsprechende präemtive Therapie versucht werden, das Auftreten des postamputativen Phantomschmerzes überhaupt zu verhindern. Diesbezüglich wurden schon vor längerer Zeit unter anderem Nervenblockaden gesetzt (Bach et al. 1988), in der Annahme, daß durch solche Blockaden bzw. epidurale Opioid- und Lokalanästhetikagabe nicht nur der präoperative Schmerz beeinflußbar ist, sondern auch das Auftreten der späteren „Komplikationen". In der Folge wurden solche Erfahrungen mehrfach publiziert, doch konnte dies in einer rezenten Untersuchung von Nikolajsen et al. (1997) in einer randomisierten Studie an 60 Patienten (epidurale Blockade mit Bupivacain und Morphin epidural) nicht bestätigt werden. Möglicherweise steht dies damit im Zusammenhang, daß die präemtive Therapie nur sehr kurze Zeit (18 Stunden präoperativ) appliziert wurde, sodaß diese kurze Periode der Unterbrechung des peripheren nozizeptiven Inputs nicht ausgereicht hat, um eine nachhaltige Blockierung herbeizuführen bzw. daß bereits massive neuroplastische Veränderungen am Cortex etabliert waren.

10. Zentrale Schmerzen

10.1 Allgemeine Symptomatik und Klassifikation

Zentrale Schmerzen und sonstige Mißempfindungen werden trotz teilweise noch nicht eindeutig aufgeklärter Pathoätiologie zu den neuropathischen Schmerzen gerechnet. Von einem zentralen Schmerz spricht man, wenn er durch eine primäre Läsion oder Dysfunktion im Zentralnervensystem verursacht wird. Diese Läsionen können an der Neuroaxis nicht nur im cerebralen Bereich sondern auch im Rückenmarksbereich multitop oder isoliert auftreten, wobei offenbar die Läsionsgröße keinen bestimmenden Faktor für das Ausmaß und die Art der Schmerzen darstellt. Prinzipiell kann jede Läsionsätiologie im ZNS auch neuropathische Schmerzen bedingen, wie z.B. eine Multiple Sklerose ebenso wie ein Territorialinfarkt oder eine traumatische spinale Läsion. Im allgemeinen ist zu berücksichtigen, daß die primäre Erkrankung selbst meist mit Behinderungen und sonstigen Minderungen der Lebensqualität einhergeht, sodaß das zusätzliche Auftreten von Schmerzen eine besondere allgemeine Verschlimmerung bedeutet.

Sekundäre Schmerzsyndrome, die etwa in der Folge eines zentralen Prozesses auftreten, wie z.B. schmerzhafte Muskelspasmen oder haltungsbedingte Gelenksschmerzen werden nicht zu den zentralen neuropathischen Schmerzen gerechnet, ebenso werden sekundäre Mechanismen nach peripheren, neuropathischen Irritationen (z.B. das wind-up-Phänomen im Hinterhornbereich) nicht als eigenständige zentrale Manifestation definiert und systematisiert.

Die Häufigkeit zentraler Schmerzen ist epidemiologisch nicht eindeutig erfaßt, nach Schätzungen (z.B. Bonica 1990) findet man solche bei fast einem Drittel aller Rückenmarksverletzungen, bei Insultpatienten hingegen nur in 1,5 bis 2%. Allerdings ist dabei zu bedenken, daß die große Häufigkeit der Insultereignisse die absolute Zahl der Patienten mit Begleitschmerzen nach Insulten in eine durchaus relevante Höhe hebt. Insbesondere sind es vaskuläre Läsionen des Hirnstamms, speziell im ventero-posterolateralen Thalamus, die mit Schmerzen assoziiert sein können.

Die Symptome können von den Patienten oft nicht präzise beschrieben werden (Beric et al. 1988), vielfach wird über keinen typischen herkömmlichen Schmerz, sondern über eine „andersartige" Mißempfindung, die aber unangenehmer und ärger als ein heftiger Schmerz empfunden werde, berichtet. Es gibt auch keine typische Schmerzqualität, die einen zentralen Schmerz charakterisieren könnte, häufig werden aber die Begriffe „brennend" bzw. „schneidend" verwendet. Die Symptome, insbesondere Dysästhesiegefühle und sonstige Mißempfindungen, können anhaltend sein, häufiger kommt es zu spontanen oder mechanisch bzw. thermisch ausgelösten, einschießenden, lanzinierenden Schmerzen bzw. Allodynien. Verstärkende Faktoren können in Einzelfällen auch Geräusche, Lichteinwirkung und sogar spontane Emotionen sein (Bowsher 1996).

Der Schmerz kann entweder an der Oberfläche oder auch in der Tiefe empfunden werden, manchmal wechselt das Ausmaß des schmerzhaften Areals. Es kann auch zum Gefühl des „Ausrinnens" des Schmerzgeschehens kommen. Überwiegend ist der Schmerz eher großflächig lokalisiert, z.B. eine gesamte Extremität betreffend, nur ausnahmsweise kommt es zu einer eher kleinen, eng umschriebenen Lokalisation, z.B. in einer Gesichtshälfte. Der Schmerzempfindungsbereich hängt von der Lokalisation der zugrundeliegenden Läsion ab, allerdings kann das sensomotorische Ausfallsareal beträchtlich größer als das Schmerzareal sein. Zentrale neuropathische Schmerzen setzen eine zentrale Läsion voraus, woraus resultiert, daß abgesehen vom Schmerz auch eine Beeinträchtigung sensibler und/oder motorischer Bahnen vorliegen muß, die Ausfallssymptomatik selbst kann dabei von sehr diskreten sensiblen Störungen bis zu beträchtlichen Ausfällen mit schweren sensomotorischen Halbseitensyndromen oder Querschnittsbildern reichen. Da offensichtlich die Läsionen spinothalamischer Bahnen eine besondere Rolle spielen, sind häufig Beeinträchtigungen der Schmerz- und

Temperaturempfindung nachweisbar, wobei man zur Objektivierung diskreter Läsionen durchaus quantitative Bewertungsverfahren heranziehen soll.

Man kann vereinfacht festhalten, daß eine spinothalamische Läsion auf verschiedenen ZNS-Stufenbereichen von minimalen Irritationsphänomenen bis zum kompletten Ausfall der Sensibilität reichen kann. Es ist damit aber schwer erklärlich, wieso so unterschiedliche Bedingungen imstande sind, relativ gleichförmige Schmerzbilder hervorzurufen, daß also die Schmerzintensität nicht mit dem Ausmaß der spinothalamischen Deafferenziation korreliert. Andererseits führt eine komplette Deafferenziation nicht zum Auftreten zentraler Schmerzen und es findet sich – wie erwähnt – bei zentralen Schmerzen nie eine vollkommen normale spinothalamische Funktion.

Ein weiteres Charakteristikum zentraler Schmerzen ist, daß diese Symptomatik erst nach einer Latenz von 1 bis 2 Monaten beginnt (nur gelegentlich werden im Rahmen leichter cerebraler Insulte gleich anfangs milde Schmerzen beobachtet) und verwertbare Korrelationen zwischen dem Schweregrad des primären Ereignisses und dem Zeitpunkt des Entstehens der zentralen Schmerzen nicht bekannt sind. Es wird aber oft beobachtet, daß insbesondere bei schweren zentralen Ausfällen die Schmerzsymptomatik erst im Zuge der Regeneration bzw. der Remissionsphase auftritt und von manchen Autoren wird vielfach von einer „incomplettness" als Voraussetzung für zentrale Schmerzen gesprochen (Beric et al. 1988). Unklar ist dabei, ob sich diese irritierenden Regenerationsvorgänge im Bereich des Tractus spinothalamicus, der Hinterstränge oder absteigender modulierender Bahnen abspielen. Im Hinblick auf diese zeitliche Verzögerung können aber – zumindest theoretisch – auch präventive Schritte unternommen werden (z.B. Bowsher empfiehlt 1996 frühzeitige Tricyklika-Gabe). Allerdings können jene Patienten, die nach einem Insult Schmerzen entwickeln, nicht mit ausreichender Sicherheit identifiziert werden (Wessel et al. 1994).

10.2 Pathophysiologische Besonderheiten

Die Entstehungsbedingungen für zentrale Schmerzen sind im Detail nicht ausreichend aufgeklärt, vermutlich bestehen zumindest für die Rückenmarksschädigungen und für thalamischen Schmerzen (und schließlich möglicherweise auch bei all den anderen cerebralen) etwas differente Pathomechanismen.

Wasner und Baron nehmen 1998 an, daß – da offensichtlich nur Läsionen im lateralen Thalamus zu Schmerzen führen – eine interaktive Funktionsstörung zwischen lateralen Thalamus, der in erster Linie diskriminative Funktionen hat (Projektion zum somatosensorischen Cortex) und dem medianen Thalamus, der überwiegend Verbindungen zum frontalen Cortex und an affektiv emotionalen Komponenten der Schmerzempfindung beteiligt ist, entsteht. Es könnte der hemmende Einfluß des lateralen Thalamus auf den medialen Anteil vermindert sein oder ausfallen und damit zu einer Verselbständigung bzw. ungehemmter Projektion zum frontalen Cortex und Gyrus cinguli kommen.

Abgesehen von Läsionen im Thalamusbereich können Schmerzen auch nach Funktionsstörungen aus dem Gesamtbereich des Tractus spinothalamicus auftreten, isolierte Läsionen der Hinterstränge führen nicht zu zentralen Schmerzen. Nach Durchtrennung des Tractus spinothalamicus kommt es einerseits zu einer Hyp- oder Analgesie im abhängigen Gebiet, andererseits entwickeln die Thalamusprojektionsneurone eine Spontanaktivität; es könnte auch das phylogenetisch ältere Bahnsystem aktiviert werden.

Bei Rückenmarksverletzungen können im Hinterhornbereich durch Wegfall der gabaergen Hemmung und Degeneration inhibitorischer Interneurone WDR-Neurone sensibilisieren und damit Berührungsallodynie und Spontanschmerzen auslösen (Canavero und Boncalzi 1998).

Die wesentlichste *Ätiologie* zentraler Schmerzen umfaßt:
- Vaskuläre Läsionen (Gehirn, insbesondere Thalamus, Rückenmark)
- Traumatische Hirn- und Rückenmarksverletzungen
- Malformationen wie Syrinx, Tumore etc.
- MS
- Entzündungen
- Epilepsie
- Parkinsonsyndrom.

Zur *Diagnose* eignen sich in erster Linie bildgebende Verfahren wie das MRI bzw. SPECT/PET (Neuroimaging hilft auch die Therapie zu optimieren, Jensen und Lenz 1995); weiters Liquordiagnostik, auch eventuell SSEP (diese zeigen allerdings in erster Linie die Funktion der Hinterstränge an, andererseits sollten periphere Polyneuropathien ausgeschlossen werden). Jedenfalls ist eine quantitative sensorische Untersuchung zu empfehlen.

10.3 Klinische Syndrome (Auswahl)

10.3.1 Cerebrale Gefäßprozesse

Zentrale Schmerzen sind nach Cerebralinsulten (am häufigsten nach ischämischen Infarkten, aber auch nach Blutungen oder im Zusammenhang mit Malformationen möglich) am besten bekannt und untersucht. Die Hauptlokalisation betrifft dabei den lateralen Thalamus, weshalb auch vielfach – nicht ganz korrekt – übergreifend von „thalamischen Schmerzen" gesprochen wird, obwohl auch andere Hirnareale, die mit den somatosensorischen

Bahnen im Zusammenhang stehen, also Hirnstamm bzw. Medulla oblongata, aber auch der subkortikal-kortikale Bereich lokalisatorisch in Frage kommen. In Abhängigkeit von der Lokalisation (rechts häufiger) ergeben sich abgesehen von den beschriebenen zentralen Schmerzen auch die entsprechenden neurologischen Ausfälle in unterschiedlicher Gewichtung und Symptomatik, wobei in erster Linie Halbseitensymptome resultieren. Gerade im Zusammenhang mit Läsionen des Thalamus finden sich abgesehen von den sensomotorischen Ausfällen Hemianopsien, Hyperkinesien, es kommt zum Auftreten von Haltungsanomalien, wie der Thalamushand, epileptischen Anfällen und insbesondere zu ausgeprägten emotionalen Labilisierungen, unter anderem zu Zwangsweinen und Zwangslachen. Weiters sind Veränderungen des Körperschemas mit Ausweitungs- und Schrumpfungserlebnissen, vor allem an den Extremitäten möglich. Sensible Störungen sind partiell, oft aber genau median den gesamten Körper betreffend als Hemihyp/anästhesie gestellt.

10.3.2 Spinale Prozesse

Nach spinalen Läsionen vaskulärer Art („Myelopathie") oder nach Traumen etc., kann es insbesondere in der Remissionsphase zu neuropathischen Schmerzen kommen. Besonders häufig treten quälende zentrale Dysästhesien auf, die sensiblen Ausfälle sind meist eindeutiger und ausgeprägter als bei cerebralen Läsionen notwendigerweise der Fall ist (Pagni 1994).

Querschnittsbedingte Zusatzkomplikationen sind zu berücksichtigen. Manchmal stehen die Schmerzen mit dem Vorliegen einer Syringomyelie oder einem Spinalis-Anterior-Syndrom in Zusammenhang.

10.3.3 Epilepsie

Zentrale Schmerzen können auch, wenn auch nicht allzu häufig als Manifestation epileptischer Anfälle auftreten. Die Häufigkeit wird in einer Größenordnung von 0,3 bis 2,8 Prozent geschätzt (Scholz et al. 1999), wobei sich diese Schmerzen entweder als Kopfschmerz, abdomineller Schmerz oder als einseitiger Schmerz im Bereich von Extremitäten präsentieren. Meist stehen diese schmerzhaften Anfälle im Zusammenhang mit einer parietal gelegenen Läsion kortikal und/oder subkortikal. Das epileptische Phänomen entspricht dabei einfachen, nur ausnahmsweise komplexen partiellen Anfällen, wobei begleitende motorische Phänomene nicht obligat sind. Vielfach ist nicht entscheidbar, ob es sich tatsächlich um iktale oder um sekundäre muskuläre bzw. vaskuläre Mechanismen handelt. (Therapeutisch wird eine entsprechende antiepileptische Behandlung durchgeführt, systematische Studien für Therapieeffekte bei dieser Sonderform liegen nicht vor.)

10.4 Therapiemöglichkeiten
Medikamentöse, nichtinvasive Verfahren

Analgetika: die üblichen einfachen Analgetika sind wirkungslos.

Selbst *Opioide* sind meist ineffektiv, insbesondere gilt dies für schwache Opioide bzw. für niedrige Dosierungen. Portenoy et al. (1990) sind allerdings der Ansicht, daß Opioide theoretisch gut wirksam sein sollten (Yu et al. 1997) oder zumindest additiv – insbesondere in Kombination mit nichtsteroidalen Antirheumatika – zur Schmerzlinderung beitragen könnten (auch Yamamoto et al. 1997, Beric et al. 1998).

Antidepressiva: diese – es liegen nur verwertbare Angaben für trizyklische Antidepressiva vor – sind auch bei der Behandlung zentraler Schmerzen die Mittel der ersten Wahl. Leijon und Boivie haben – immerhin schon 1989 – in einer Doppelblind-Crossover placebokontrollierten Studie allerdings (bei nur 15 nicht depressiven Patienten) zeigen können, daß 75 mg Amitriptylin einem Placebo-signifikant überlegen war und bei 10 der 15 Patienten gewirkt hat, während sich für Carbamazepin (800 mg), nur bei 5 von 14 Patienten eine mäßige Besserung ergab, die Placebo gegenüber nicht signifikant war. Von ähnlicher Wirkungseffektivität aber nebenwirkungsärmer soll sich der Einsatz von Doxepin bewähren (Tourian 1987). Weitere Studien aus jüngerer Zeit stehen derzeit nicht zur Verfügung.

Antiepileptika: für diverse Antiepileptika wie Phenytoin und Carbamazepin gibt es einige offene Studien mit günstigen Ergebnissen, in kontrollierten Studien sind diese unter anderem für Carbamazepin jedoch nicht eindeutig nachvollziehbar (Leijon und Boivie 1989). Aus jüngerer Zeit wird für Valproat im Rahmen einer kontrollierten Doppelblind-Studie nach spinalen Traumen eine gewisse Wirkeffektivität bescheinigt (Drewes et al. 1994).

Membranstabilisierende Medikamente wie Lidocain aber auch Mexiletin (Awerbuch und Sandyk 1990, Herman et al. 1992) können verwendet werden.

Attal et al. (2000) konnten in einer prospektiven doppelblind placebokontrollierten Studie bei 16 Patienten mit zentralem Schmerz (Zustand nach Insult bzw. spinaler Verletzung) durch intravenöse Gabe von Lidocain zwar gegenüber Placebo einen positiven Effekt sowohl auf den spontanen Schmerz als auch auf mechanisch ausgelöste Allodynie nachweisen, doch hält die Wirkung jeweils nur relativ kurz (maximal eine Stunde) an. Allerdings könnte das Ansprechen ein Hinweis darauf sein, daß eine nachfolgende Mexiletin-Therapie möglicherweise effektiv werden könnte.

Invasive Verfahren

Manche Autoren empfehlen *intrathekal* Baclofen (Herman et al. 1992) oder NMDA-Antagonisten sowie Clonidin (Wasner und Baron 1998).

Vielfach werden *Stimulationstechniken* wie TNS oder auch invasive

Methoden (z.B. Spinal cord-Stimulation, Motor Cortex Stimulation aber auch Deep-Brain-Stimulation) in dieser Indikation empfohlen. Destruktive Verfahren wie z.B. Drez-Läsionen hingegen werden kaum mehr durchgeführt (Yamamoto et al. 1998). Canavero und Bonicalzi (1998) weisen auf die gestörten Gaba/Glutamat Transmission hin und berichten über gute Effekte mit einer intrathekalen Gabe von Midazolam (2,5 mg).

Zuletzt haben Engel et al. (2000) auf die Wichtigkeit des Einsatzes von cognitiv verhaltensmedizinischen Therapietechniken insbesondere auch bei zentralen Schmerzen im Zusammenhang mit cerebralen Insulten betont, allerdings sind diesbezüglich weitere validierende Untersuchungen erforderlich.

Zusammenfassend können bei zentralen Schmerzen folgende Maßnahmen getroffen werden: Trizyklische Antidepressiva und Antiepileptika (Carbamazepin, ev. Valproat) sind die medikamentösen Möglichkeiten der ersten Wahl, in weiterer Folge können potente Opioide und Lidocain (i.v.) insbesondere aber invasive Methoden wie z.B. die Neurostimulation versucht werden (jeweils in Kombination mit psychotherapeutischer Begleitung).

11. Kopf- und Gesichtsneuralgien

11.1 Definition

Neuralgien sind Schmerzen, die sich im Verteilungsgebiet eines peripheren Nerven, eines Plexus (-Anteils) oder einer Nervenwurzel ausbreiten, plötzlich einschießen, lediglich Sekundenbruchteile oder Sekunden anhalten, elektrisierend, bohrend, brennend oder reißend empfunden werden, repetitiv auftreten und eventuell durch das Aktivieren bestimmter Stellen im Versorgungsgebiet des Nerven („Trigger-Punkte") auslösbar sind.

Man unterteilt in *„idiopathische"* Gesichtsneuralgien sowie *„symptomatische"* Gesichtsneuralgien, bei denen ein zugrundeliegendes, organisches Substrat nachweisbar ist.

Die wichtigste bzw. häufigste Gesichtsneuralgie betrifft den N. Trigeminus, weiters die Nn. Glossopharyngeus, Intermedius, Auriculotemporalis etc. aber auch der N. occipitalis major bzw. sogar die C_2-Wurzel (Sjaastad et al. 1986) können von echten Neuralgien befallen sein.

11.2 Allgemeine Symptomatik

Die Trigeminusneuralgie ist eine relativ seltene Erkrankung (Inzidenz 4/100.000 pro Jahr), wobei ältere Personen häufiger betroffen sind als jüngere bzw. Frauen eher als Männer.

Tab. 9

Definition der Trigeminusneuralgie nach den Kriterien der IHS

A Paroxysmale Schmerzattacken von wenigen Sekunden bis zu zwei Minuten Dauer
B Der Schmerz weist mindestens vier der folgenden Charakteristika auf:
   1. Ausbreitung entsprechend einem oder mehrerer Trigeminusästen
   2. Schmerzqualität: einschießend, heftig, oberflächlich; stechend oder brennnend
   3. Sehr starke Schmerzintensität
   4. Auslösung durch Trigger
   5. Beschwerdefreiheit zwischen den Episoden
C Kein neurologisches Defizit
D Die Attacken haben stets ein individuelles stereotypes Muster
E Ausschluß einer strukturellen Läsion

Charakterisiert ist das Krankheitsbild durch blitzartig einschießende, kurzdauernde (maximal 5 Minuten, durchschnittlich eher im Sekundenbereich), unerträgliche Gesichtsschmerzen im Versorgungsgebiet von Ästen des N. trigeminus. In den meisten Fällen sind der 2. und/oder der 3. und nur selten ausschließlich der 1. Ast betroffen. Die Schmerzen beginnen und enden plötzlich und sind relativ stereotyp.

Typischerweise kann man Triggermechanismen identifizieren: Die Attacken können zwar spontan auftreten, werden in vielen Fällen jedoch oft über Triggerpunkte (z.B. innerer Augenwinkel, Nasenflügel, Wange, Oberkiefer, Unterkiefer, Zähne) ausgelöst; dabei können zahlreiche alltägliche Vorgänge als Auslöser fungieren, z.B. leichtes Berühren der Gesichtshaut, Luftzug über die Wange, Waschen des Gesichts, Rasieren, mimische Bewegungen, Berühren der Schleimhaut innerhalb der Mundhöhle, Zähneputzen, Essen, Trinken, Kauen, Schlucken, Sprechen oder Lachen etc.

Die Patienten sind zwischen den Attacken meist beschwerdefrei. Nach wiederholten und längerdauernden Paroxysmen ist ein dumpfer, stundenlang anhaltender, gering intensiver lokaler Dauerschmerz möglich. Die Schmerzattacken treten überwiegend tagsüber auf (Wöber und Zeiler 2000).

Der organneurologische Status ist bei der idiopathischen Gesichtsneuralgie unauffällig. Bei den symptomatischen Formen sind (fakultativ!) neurologische Ausfälle feststellbar (die Definition der IHS ist aus Tab. 9 ersichtlich).

11.3 Pathophysiologische Besonderheiten

Für die Schmerzentstehung werden sowohl periphere als auch zentrale Mechanismen diskutiert. Ein Konzept geht davon aus, daß es auf Basis einer segmentalen Demyelinisierung im Bereich der Trigeminuswurzel zu einer ephaptischen Erregungsübertragung kommt. Andererseits vermutet man eine Demyelinisierung im spinalen Trigeminuskern bzw. die Möglichkeit, daß eine periphere Deafferenzierung von Trigeminusneuronen zu einer Degeneration im Trigeminuskern führt und dadurch ein zentraler Deafferenzierungsprozeß ausgelöst wird.

Bei vielen Trigeminusneuralgien läßt sich am Hirnstamm eine aberrante, den N. trigeminus irritierende Gefäßschlinge nachweisen. (Dieser Nachweis gelingt bei manchen Patienten allerdings erst im Rahmen einer explorativen Operation.) Als *idiopathisch* im engeren Sinne sind somit nur jene Trigeminusneuralgien zu klassifizieren, bei denen auch ein solches aberrantes Gefäß ausgeschlossen wurde. Der *symptomatischen* Trigeminusneuralgie liegt meist eine mechanische Irritation des Nerven (z.B. durch raumfordernden Prozeß) oder eine primäre Demyelinisierung (bei multipler Sklerose) zugrunde.

Für eine symptomatische Form sprechen das isolierte Betroffensein des ersten Astes, Schmerzen primär in allen drei Ästen bzw. Normabweichungen im neurologischen Status.

11.4 Differentialdiagnose

Die wichtigste Differentialdiagnose der Trigeminusneuralgie betrifft den *atypischen Gesichtsschmerz*. Obwohl die beiden Erkrankungen mit Ausnahme der Lokalisation kaum Gemeinsamkeiten haben, wird manchmal jeder Schmerz im Gesichtsbereich für eine „Trigeminusneuralgie" gehalten, und/oder so behandelt bzw. mehrfach durchuntersucht, häufig werden letztlich nicht zielführende Operationen im Zahn/Nebenhöhlenbereich durchgeführt, bevor die endgültige Diagnose gestellt wird.

Neben dem atypischen Gesichtsschmerz muß die Trigeminusneuralgie von anderen symptomatischen und idiopathischen Schmerzsyndromen abgegrenzt werden. Dazu zählen vor allem Erkrankungen des Ober- bzw. Unterkiefers, der Kieferhöhlen sowie der Zähne, gegebenenfalls andere HNO-Erkrankungen bzw. Prozesse im Bereich der Orbita und des Auges. Darüber hinaus sind insbesondere die Glossopharyngeus-Neuralgie sowie Clusterkopfschmerz-Syndrome von der Trigeminusneuralgie zu differenzieren.

11.5 Therapie

Für die Therapie der Trigeminusneuralgie stehen Medikamente, infiltrative und chirurgische Verfahren zur Verfügung. Angesichts der extrem heftigen Schmerzen muß sofort mit einer symptomatischen Therapie begonnen werden, das Abwarten allfälliger Untersuchungsergebnisse ist für den Patienten

Kopf- und Gesichtsneuralgien 89

unzumutbar. Mittel erster Wahl ist Carbamazepin, bei exzessiven Schmerzen ist die zusätzliche Gabe eines Opioids zu überlegen. Die weitere Therapie ist abhängig vom Nachweis bzw. Ausschluß eines morphologischen Substrates sowie vom Allgemeinzustand und Alter des Patienten.

11.5.1 Medikamentöse Therapie
(Jensen 1998, Tenser 1998, Wöber und Zeiler 2000)

Mittel der ersten Wahl ist *Carbamazepin*, das bis zur Schmerzfreiheit aufdosiert wird. Die Dosis beträgt initial 100–200 mg pro Tag und kann täglich um 100–200 mg erhöht werden (Tab. 10). Häufig tritt zunächst bereits bei niedriger Dosierung eine deutliche Schmerzlinderung ein. Bei längerfristiger Gabe ist jedoch meist eine Tagesdosis von 600 bis 1200 mg erforderlich,

Tab. 10. Medikamentöse Therapie der Trigeminusneuralgie

Carbamazepin	
Initialdosis/Tag	1 × 100–200 mg
Erhaltungsdosis/Tag	10–30 mg/ kg KG
Einzeldosen/Tag	Standardpräparate: 3–4
	Retardpräparate: 2
Oxcarbazepin	
Initialdosis/Tag	1 × 300 mg
Erhaltungsdosis/Tag	600–1200 mg; falls verträglich, bis 3600 mg
Einzeldosen/Tag	2–3
Bemerkungen	keine Enzyminduktion in der Leber
Phenytoin	
Initialdosis/Tag	1–2 × 100 mg (p.o.)
Erhaltungsdosis/Tag	zunächst 300 mg, dann langsam bis zu einer Dosis von 5–8 mg/kg KG (p.o.)
Einzeldosen/Tag	2 (–3)
Bemerkungen	Enzyminduktion, nicht-lineare Kinetik
Lamotrigin	
Initialdosis/Tag	bei Monotherapie: 1 × 25 mg
	bei Kombination mit Carbamazepin oder Phenytoin: 1 × 50 mg
Erhaltungsdosis/Tag	bei Monotherapie: 100–200 mg
	bei Kombination mit Carbamazepin oder Phenytoin: 200–400 mg
Einzeldosen/Tag	1–3 (je nach Ko-Medikation)
Gabapentin	
Initialdosis/Tag	1 × 300–400 mg
Erhaltungsdosis/Tag	zunächst 900–1200 mg; falls verträglich, bis 3600 mg
Einzeldosen/Tag	3
Bemerkungen	kurze Halbwertszeit

gelegentlich bis 1800 mg. Bei Standardpräparaten wird die Tagesdosis auf drei bis vier, bei Retardpräparaten auf zwei Einzelgaben aufgeteilt. Als wirkungslos sollte die Behandlung erst eingestuft werden, wenn bis an die Grenze von Nebenwirkungen (Schwindel, Doppelbilder, Nystagmus, Ataxie) aufdosiert wurde, ohne einen zufriedenstellenden therapeutischen Effekt erzielt zu haben.

Es sei darauf hingewiesen, daß – neben einer Fehldiagnose – die unzureichende Dosierung und Dauer der medikamentösen Therapie einen der Hauptfehler in der Behandlung der Trigeminusneuralgie darstellt. Wichtig ist auch, die Patienten darüber aufzuklären, daß Carbamazepin zur Schmerzvorbeugung gegeben wird und die ausschließliche oder zusätzliche Einnahme „bei Bedarf" wirkungslos ist bzw. zu Überdosierungs- und Vergiftungssymptomen führen kann. Die Bestimmung des Carbamazepinserumspiegels ist vor allem bei mangelnder Wirksamkeit bzw. Intoxikationsverdacht sinnvoll. Auch erhöhte Pharmaspiegelwerte sind tolerabel, falls der Patient subjektiv gut anspricht und weitgehend nebenwirkungsfrei bleibt, da die Therapie in so hoher Dosis nur kurzzeitig notwendig ist. (Der therapeutische Bereich des Serumspiegels ist nur ein Richtwert.)

Mittel der *zweiten Wahl* sind Oxcarbazepin, Phenytoin, Clonazepam, Gabapentin und Lamotrigin (Zakrzewska, Patsalos 1989, Lunardi et al. 1997, Sist et al. 1997, Khan 1998). Als Mittel der *dritten Wahl* kann Baclofen (30–75 mg) (Fromm et al. 1984) versucht werden, dessen Wirksamkeit ist aber nicht ausreichend belegt (Tab. 10).

Zur Erzielung eines raschen Therapieeffektes können vorübergehend *Opioide* eingesetzt werden (z.B. Tramadol 100 [bis max. 400] mg per infusionem oder Tramadol 4×50 bis 3×150 mg p.o.). Langsame Dosissteigerungen sind zu empfehlen bzw. Umstellung auf Retardpräparate nach Erreichen der gewünschten Dosis Antiepileptika.

Ist der Patient 6–8 Wochen schmerzfrei, kann ausschleichend mit dem Absetzen der Therapie begonnen werden; treten erneut Schmerzen auf, wird die Therapie mit der niedrigsten wirksamen Dosis weitergeführt.

11.5.2 Infiltrative Verfahren

Mittels ganglionärer lokaler Opioidanalgesie (GLOA) (Spacek et al. 1997) läßt sich ersten Berichten zufolge bei Patienten mit Carbamazepin-refraktärer Trigeminusneuralgie eine signifikante Schmerzlinderung erzielen. Periphere Nerven-Ast-Ausschaltungen sind hingegen obsolet.

11.5.3 Chirurgische Verfahren

Die Indikation zu einem chirurgischen Eingriff muß dann diskutiert werden, wenn mit medikamentösen Therapien und infiltrativen Techniken keine zufriedenstellende Schmerzlinderung erzielt werden kann. Eine weitere wesentliche Voraussetzung für die Durchführung eines chirurgischen

Eingriffes ist die Bestätigung der Diagnose durch einen mit dem Krankheitsbild der Trigeminusneuralgie gut vertrauten Neurologen.

An Neurochirurgischen Verfahren stehen dzt.
- die Radiofrequenz-Thermokoagulation des Ganglion Gasseri, die
- Mikrokompression des Ganglion Gasseri mittels eines Ballonkatheters, und
- die Operation nach Janetta bzw. mittels Gamma Knife
  zur Verfügung.

Als „minimal invasives" Verfahren gilt die *Radiofrequenzgangliolyse des Ganglion Gasseri*. Sie ist das am häufigsten durchgeführte neurochirurgische Verfahren zur Behandlung der Trigeminusneuralgie. Sie beruht auf einer selektiven Läsion der nozizeptiven unmyelinisierten C-Fasern sowie der nur schwach myelinisierten B-Fasern, während die dick myelinisierten Fasern für die Leitung taktiler Reize weitgehend verschont werden. Die primäre Erfolgsquote dieses Verfahrens liegt bei über 90 %. Innerhalb von 5 Jahren kommt es aber bei 20 % bis 30 % der Patienten zu einem Rezidiv. Als Komplikationen des Eingriffes können Sensibilitätsstörungen (initial bei 50 %) auftreten (Oturai et al. 1996, Zakrzewska et al. 1999). Das Ganglion kann auch mittels Glycerininstillation oder durch Druckeinwirkung eines Ballonkatheters partiell ausgeschaltet werden.

Die *mikrovaskuläre Dekompression* nach Janetta ermöglicht bei Patienten mit einer vaskulären Ursache eine kausale Therapie; der Kontakt zwischen dem für die Symptomatik verantwortlichen Gefäß und dem N. trigeminus wird durch ein Interponat beseitigt, es ist dabei eine große Operation mit Eröffnung der hinteren Schädelgrube erforderlich (Janetta 1980).

Die Indikation besteht bei Patienten mit nachgewiesener Kompression der Trigeminuswurzel durch eine Gefäßschlinge, sofern mit medikamentösen und infiltrativen Verfahren keine ausreichende Schmerzlinderung erzielt werden konnte und keine Kontraindikation gegen den Eingriff besteht ferner bei Patienten mit „idiopathischer" Trigeminusneuralgie, sofern diese therapierefraktär ist.

11.5.4 Sonstige Therapiemöglichkeiten

In den letzten Jahren wurde in mehreren Studien der erfolgreiche Einsatz des Gamma-Knife (Pollock 1999) zur Behandlung der Trigeminusneuralgie beschrieben.

Von einigen Autoren wird der Einsatz der transkutanen elektrischen Nervenstimulation (TENS) empfohlen (Jenkner 2000), Ergebnisse kontrollierter Studien liegen allerdings nicht vor.

Zusammenfassend ist bei der Trigeminusneuralgie die Gabe von Carbamazepin nach wie vor die Methode der 1. Wahl, in weiterer Folge können auch andere Antiepileptika, in Einzelfällen auch additiv Opioide verwendet werden. Die neurochirurgischen Operationsverfahren sind voll in die Therapiepalette etabliert.

VI Schlußbetrachtungen

Neuropathische Schmerzen können mit einer Reihe von Erkrankungen des peripheren und/oder zentralen Nervensystems vergesellschaftet sein, sind aber bei keinem dieser Krankheitsbilder obligat, sondern nur jeweils mit geringer bis sehr hoher Wahrscheinlichkeit anzutreffen. Wer in einer Patientengruppe tatsächlich neuropathische Schmerzen in Zusammenhang mit seiner Grundkrankheit erleben wird, kann nur sehr ungenau abgeschätzt werden (z. B. geringe Wahrscheinlichkeit nach einem cerebralen Insult, aber relativ hohe nach einem Herpes zoster-Befall). Es ist auch das zu erwartende Schmerzphänomen wenig voraussagbar und da sich bei chronischen neuropathischen Schmerzen die Schmerzqualität ändert, sind meist auch herkömmliche Therapieverfahren wirkungslos. Es zeigt sich aber, daß sich bestimmte – meist primär gar nicht als Analgetika anzusprechende – Medikamente wie z. B. Antidepressiva (hier eher die alten Trizyklika als die modernen selektiven Serotonin-Reuptakehemmer), manche Antiepileptika (mit Ausnahme von Carbamazepin sind es eher die neu entwickelten Pharmaka der jüngeren Zeit), aber auch Opioide, zur Standardtherapie gehören. Bei einzelnen Krankheitsbildern sind auch Antiarrythmika (wie Lidocain) oder NMDA-Rezeptoren-Antagonisten im Einsatz; eine große Vielfalt von sonstigen Pharmaka bzw. Therapieverfahren wird empfohlen, ohne aber, daß sie einer evidence based Überprüfung standhalten würden. Bedauerlicherweise ist aber auch bei den etablierten Substanzen der Wirkquotient nicht sehr hoch, wie sich z. B. nach den Kriterien der NNT-Berechnungen ergibt. Die Metaanalysen zeigen auf, daß vielfach moderne Medikamentenstudien fehlen, und für ältere Präparate Untersuchungen nach heutigen Prüfprinzipien nicht zur Verfügung stehen (insbesondere sind die verwertbaren Fallzahlen sehr niedrig) bzw. keine Reevaluierung durchgeführt worden ist. Zusätzliche, meist invasive Verfahren (z. B. intrathekale Gaben von Opioiden, Anästhetika etc.) und insbesondere die innovativen neuromodulativen Techniken, letztere bei entsprechender Indikation mit hoher Effizienz, kommen in jüngerer Zeit zunehmend zum Einsatz.

Es war in diesem Umfang nicht möglich, alle Aspekte der Symptomatologie der Krankheitsbilder und der Therapiemöglichkeiten zur Gänze auszuloten. Künftig wird wohl im Zuge weiterer pathophysiologischer

Erkenntnisse die symptomorientierte Therapie gegenüber der krankheitsspezifisch ausgerichteten bevorzugt werden. Für zukunftsorientierte wissenschaftliche Forschung und Therapieausrichtung bleibt noch viel Raum.

Literatur

Allen, R. (1998): Neuropathic pain in the cancer patient. In: Neurologic Clinics Backonja (ed.). Philadelphia: Saunders, p. 869 ff.

Allen, G., Galer, B., Schwartz, L. (1999): Epidemiology of CPRS. Pain 80: 539–544.

Arnér, S., Meyerson, B. (1988): Lack of effects of opioids on neuropathic and idiopathic forms on pain. Pain 33: 11–23.

Arnér, A. (1991): Intravenous phentolamine test: Diagnostic and prognostic use in reflex sympathetic dystrophy. Pain 46: 17–22.

Attal, N., Brasseur, L., Parker, F. et al. (1998): Effects of Gabapentin on the different components of peripheral and central neuropathic pain: a pilot study. Eur Neurol 40: 191–200.

Attal, N. (1999): New advances in the treatment of neuropathic pain scientific round table. Act Neurol Scand 100: Suppl. 173.

Attal, N., Brasseur, L. et al. (1999): Effects of single and repeated applications of EMLA cream on spongious and evoked pain in postherpetic neuralgia. Pain 81: 203–209.

Awerbuch, G., Sandyk, R. (1990): Mexiletine for thalamic pain syndrome. Int J Neurosci 55: 129–133.

Bach, S., Noreng, M., Tjellden, N. (1988): Phantom limb pain in amputees. Pain 33: 297–301.

Bach, F., Jensen, T., Kastrup, J. et al. (1990): The effect of intravenous lidocaine in nociceptive processing in diabetic neuropathy. Pain 40: 29–34.

Bach, M., Bankier, B. (1998): Was sind somatoforme Schmerzen? In: Schmerzen ohne Ursache – Schmerzen ohne Ende (Bach, Aigner and Bankier, Hrsg.). Facultas (2000): p. 37.

Backonja, M., Beydown, A., Edwards, K. et al. (1998): Gabapentin for the symptomatic treatment of painful neuropathy in patients with diabetes mellitus. JAMA 280: 1831–1836.

Bajwa, Z. et al. (1999): Topiramate relevies refractory intercostal neuralgia (Case Rep.). Neurology 52: 1917.

Balfour, H. (1999): Antiviral drugs. New Engl J M 340: 1255–1268.

Baron, R., Sagner, M. (1995): Mechanical allodynia in postherpetic neuralgia. Neurology 45, Suppl. 8: 63–65.

Baron, R. (1997): Neuropathische Schmerzen. Akt Neurol 24: 94–102.

Baron, M., Maier, C. (2000): Opioidtherapie neuropathischer Schmerzen. Akt Neurol 27: 332–339.

Basler, H. D., Franz, C., Kröner-Herwig, B., Rehfisch, H. P., Seemann, H. (1990): Psychologische Schmerztherapie (Hrsg.). Berlin Heidelberg New York Tokyo: Springer

Baumann, J. (1979): Treatment of acute herpes zoster neuralgia by epidural injection or stellate ganglion block. Anästh 5: 223.

Bean, B., Braun, C., Balfour, H. (1982): Acyclovir therapy for acute herpes zoster. Lancet II: 118–120.

Benes, H. (2000): Das Restless legs Syndrom (klinisches Bild, funktionelle Auswirkung, Begutachtung). Med Sachverst 96: 120–124.

Beric, A., Dimitrijevic, M. R., Lindblom, U. (1988): Central dysesthesia syndrome in spinal cord injury patients. Pain 34: 109.

Bernstein, J., Korman, N., Bickers, D. et al. (1989): Topical capsaicin treatment of chronic postherpetic neuralgia. J Am Ac Dermat 21: 265–270.

Beubler, E. (2000): Kompendium der medikamentösen Schmerztherapie. Wien New York: Springer.

Beutner K., Friedman, D. et al. (1995): Valacyclovir compared with acyclovir for improved therapy for herpes zoster in immunocompetent adults. Antimicrob Ag Chemoth 39: 1546–1553.

Bhatia, K. P., Bhatt, M. H., Marsden, C. D. (1993): The causalgia-dystonia syndrome. Brain 116: 843–851.

Bickerstaff, D., Kanis, J. (1991): The use of nasal calcitonine in the treatment of posttraumatic algodystrophy. Br J Rheumatol 30: 291–294.

Birklein, F., Riedl, B., Handwerker, H. O., Neundörfer, B. (1997): Störung der thermoregulatorischen Hautdurchblutung bei sympathischer Reflexdystrophie. Akt Neurol 24: 61–66.

Birklein, F., Sittle, R., Spitzer, A. et al. (1997): Sudomotor function in sympathetic reflex dystrophy. Pain 69: 49–54.

Block, F. (2001): Gabapentin zur Schmerztherapie. Nervenarzt 72, 69–77.

Blumberg, H., Griesser, H. J., Hornyak, M. (1991): Neurologische Aspekte der Klinik, Pathophysiologie und Therapie der sympathischen Reflexdystrophie (Kausalgie, M. Sudeck). Nervenarzt 62: 205–211.

Blumberg, H., Hoffmann, U. (1994): Zur Diagnostik der sympathischen Reflexdystrophie. Nervenarzt 65: 370–374.

Boas, R., Covino, B., Shahnarian, A. (1982): Analgetic response to i.v. lignocaine. Br J Anaesth 54: 501–505.

Bonica, J.: The management of pain. Lea and Febinger, Philadelphia 1953 and 1990, pp. 608, 1769 ff.

Bont, A., Steck, A., Meyer, U. (1996): Die akuten hepatischen Porphyrien und ihre neurologischen Symptome. Schweiz Med Wschr 126: 6–14.

Boon, R., Griffin, R. (1995): Efficacy of famaciclovir in the treatment of herpes zoster. Neurology 45, Suppl. 8: 576–77.

Bouhassira, D., Attal, N. et al. (1999): Painful and painless peripheral sensory neuropathies due to HIV infection. Pain 80: 265–272.

Bowsher, D. (1991): Neurogenic pain syndromes and their management. Br Med Bull 47: 644–66.

Bowsher, D. (1994): The effect of Acyclovir Therapy for Herpes zoster on treatment outcome in postherpetic Neuralgia (a randomised study). Eur J Pain 15: 9–12.

Bowsher D. (1996): Central pain: Clinical and physiological characteristics. J Neurol Neurosurg Psychiatry 61–62.

Bowsher, C. (1997): The effects of pre-emptive treatment of postherpetic neuralgia with amitriptyline. J Pain – Sympt Manag 13: 327–331.

Bromm, B. (1996): Sind Antidepressiva Analgetika? (Klingler, Morawetz, Thoden, Zimmermann, Hrsg.). Arachne Wien p. 19–29.

Brose, W., Cousins, M. (1991): Subcutaneous lidocaine for treatment of neuropathic cancer pain. Pain 45: 145–148.

Buschmann, D., Oppel, F. (1999): Periphere Nervenstimulation. Schmerz 13: 113–120.

Byas-Smith, M. G., Max, M. B., Muir, J. et al. (1995): Transdermal clonidine compared to placebo in painful diabetic neuropathy using a two-stage 'enriched enrollment' design. Pain 60: 267–274.

Canavero, S., Boncalzi, V. (1996): Lamotrigine control of central pain. Pain 68: 179–181.

Canavero, S., Bonicalzi, V. (1998): The neurochemistry of neuropathic pain. Evidence of clinical studies, hypothesis and therapeutic implications. Pain 74: 109–114.

Capsaicin Study Group (1991): Treatment of painful diabetic neuropathy with topical capsaicin. Arch Int Med 15: 2225–2229.

Caraceni, A., Zecca, E. et al. (1999): Gabapentin as an adjuvant to opioid analgesia for neuropathic cancer pain. J Pain Symptom Manag 17: 441–445.

Carroll, D., Joint, C. et al. (2000): Motor cortex stimulation for chronic neuropathic pain. Pain 84: 431–437.

Caterina, M., Shumacher, M., Tominga, M. et al. (1997): The capsaicine receptor: A heat activated ion channel in the pain pathway. Nature 389: 816–824.

Chabal, C., Jacobson, L., Mariano, A. et al. (1995): The use of oral mexiletine for the treatment of pain after peripheral nerve injury. Anaesthesiology 83: 775–785.

Chad, D., Aronin, N., Lundstrom, R. et al. (1990): Does capsaicin relieve the pain of diabetic neuropathy? Pain 42: 387–388.

Chadda, V., Mathur, M. (1978): Double blind study of the effects of DPH on diabetic neuropathy. J Ass Phys Ind 26: 403–406.

Choo, P., Galil, K. et al. (1997): Risk factors for postherpetic neuralgia. Arch Int Med 157: 1217–1224.

Christensen, K., Jensen, E. M., Noer, I. (1982): The reflex dystrophy syndrome response to treatment with systemic corticosteroids. Acta Chir Scand 148: 653–655.

Ciccone, D., Bandilla, E., Wu, W. (1997): Psychological dysfunction in patients with reflex sympathetic dysfunction. Pain 71: 323–333.

Clifford-Rose, F., Johnson, N. (1997): CBZ in the treatment of non-seizure disorders. Rev Cont Pharmacother 8: 123–143.

Cohen, K., Harris, S. (1987): Efficacy and safety of NSAR drugs in the therapy of diabetic neuropathy. Arch Int Med 147: 1442–1444.

Crooks, R., Jones, D., Fiddian, A. (1991): Zoster-associated chronic pain: an overview of clinical trials with acyclovir. Scand J Infect Dis 80: 62–68.

Dan, K., Higa, K., Noda, B. (1985): Nerve block for herpetic pain. In: Adv Pain Res Ther, Vol. 9, Raven Press, Seattle, p. 831–838.

Davis, R. W. (1993): Phantom sensation, phantom pain and stump pain. Arch Phys Med Rehab 74: 79–91.

Davis, R. (1993): Sucessful treatment of phantom limb pain. Orthopaed 16: 691–695.

De Benedettis, S., Lorenzetti, A. (1996): Topical aspirin diethylether mixture vs.

indomethacin and diclofenac/diethyl ether mixtures for acute herpetic and postherpetic neuralgia. Pain 65: 45–51.

Dejgard, A., Petersen, P., Kastrup, J. (1988): Mexiletine for treatment of chronic painful diabetic neuropathy. Lancet 1: 9–11.

Dellemijn, P., Vanneste J. (1997): Randomized db. active placebo controlled crossover trial of intravenous fentanyl in neuropathic pain. Lancet 349: 753–758.

Dellemijn, P. (1999): Are opioids effective in relieving neuropathic pain? Pain 80: 453–462.

Derra, C. (1997): Entspannungsverfahren bei chronischen Schmerzpatienten. Der Schmerz 11: 282–295.

Devor, M., Wall, P., Catalan, N. (1992): Systemic lidocaine silences ectopic neuroma and DRG discharge without blocking nerve conduction. Pain 48: 261–268.

Devor, M., Lomazov, P., Matzner, O. (1994): Sodium channel accumulation in the injured axons as a substrate for neuropathic pain. IASP Press Seattle, Vol. 3, p. 207–230.

Dickenson, A., Chapman, V. (2000): New and old anticonvulsants as analgesics. In: Proc. 9th WCP, Vol. 16 (ed.: Devor et al.): IASP, Seattle, p. 875–885.

Drake, H., Harries, A., Gamester, R. (1990): Randomised double blind study of topical capsaicin for treatment of postherpetic neuralgia. Pain Suppl. 5: 558.

Drewes, A., Andreasen, A., Poulsen, H. (1994): Valproate for treatment of chronic central pain after spinal cord injury. Paraplegia 32: 565–569.

Eaglestein, W., Katz, R., Brown, J. (1970): The effects of early corticosteroid therapy on the skin eruption and pain of herpes zoster. JAMA 211: 1681–1683.

Edwards, K., Glantz, M., Button, J. et al. (2000): Efficacy and safety of topiramate in the treatment of painful diabetic neuropathy. Neurology 54 (Suppl. 3): A 81.

Eide, P., Jorum, E., Stubhaug, A. et al. (1994): Relief of postherpetic neuralgia with the NMDA Receptor antagonist ketamine. Pain 58: 347–354.

Eide, P. (2000): Wind up and the NMDA receptor complex from a clinical perspective. Eur J Pain 4: 5–17.

Eisenberg, A., Alon, N., Ishay, A. et al. (1998): Lamotrigine in the treatment of painful diabetic neuropathy. Eur Neurol 5: 167–173.

Eisenberg, E., Kleiser, A., Dortort et al. (1998): The NMDA receptor antagonist memantine in the treatment of postherpetic neuralgia. Europ J Pain 23: 21–327.

Ekbom, K. (1987): Restless legs. In: Handbook of Clin Neurol, Vol. 51(7): (ed.: W. Matthew). Amsterdam: Elsevier, p. 543 ff.

Engberg, I., Gröhndahl, G., Thib, K. (1995): Patient's experiences of herpes zoster and postherpetic neuralgia. J Adv N 21: 427–433.

Ertas, M., Sagduyu, A. et al. (1998): Use of levodopa to relieve pain from painful symmetrical diabetic polyneuropathy. Pain 75: 257–259.

Esman, V., Geil, J., Kroon, S. et al. (1987): Prednisolon does not prevent postherpetic neuralgia. Lancet 2: 126–129.

Ezzo, J., Berman, B., Hadházy, V. et al. (2000): Is acupuncture effective for the treatment of chronic pain? A systemic review. Pain 86: 217–225.

Feuerstein, T. J. (1997): Antidepressiva zur Therapie chronischer Schmerzen: Der Schmerz 11: 213–226.

Fine, P., Ashburn, M. (1988): Effect of stellate ganglion block with Fentanyl on postherpetic neuralgia with a sympathetic component Anaesth. Analg 67: 897–901.

Literatur

Flor, H., Elbert, T. et al. (1995): Phantom limb pain as a perceptual correlate of cortical reorganization following arm amputation. Nature 375: 482–484.

Flor, H., Birbaumer, N., Sherman, R. (2000): Phantom limb pain. Pain Clin Updates, 8: 3.

Freestone, D., Bridgen, W. (1990): Acyclovir and postherpetic neuralgia. Lancet I, 1279.

Friedman, A., Nashold, B. (1984): DREZ lesions for the treatment of postherpetic neuralgia. Neurosurg 15: 969–970.

Fromm, G. H., Terrence, C. F., Chattha, A. S. (1984): Baclofen in the treatment of trigeminal neuralgia: double-blind study and long-term follow-up. Ann Neurol 15: 240–244.

Gabuzda, D., Hirsch, M. (1987): Neurologic manifestations of injection with human immundeficiency virus. Ann Int Med 107: 383–390.

Gailbraith, A. (1983): Prevention of postherpetic neuralgia by amantadine Brit J Clin Pract 37: 304–306.

Galer, B., Miller, K., Rowbotham, M. (1993): Response to i.v. lidocaine differs based on clinical diagnosis and site of nervous system injury. Neurology 43: 1233–1235.

Galer, B. S. (1998): Painful Polyneuropathy. In: Neuropathic pain syndromes (ed. Backonja), Philadelphia: Saunders, p. 791–811.

Galer, B., Rowbotham, M., Perander, J., Friedman, E. (1999): Topical lidocaine patch relieves postherpetic neuralgia more effectively than a vehicle topical patch. Pain 80: 533–538.

Galer, B., Rowbotham, M. et al. (1999): Topical lidocaine patch relieves postherpetic neuralgia. Pain 80: 533–538.

George, A., Marziniak, M. et al. (2000): Thalidomide treatment in chronic constructive neuropathy decreases endoneurial. TNF Pain 88: 267–275.

Gerson, G., Jones, R., Luscombe, O. (1977): Studies on concomitant use of carbamazepine and clomipramine for relief of postherpetic neuralgia. Postgrad Med J 53/4: 104–109.

Gerstenbrand, F., Rumpl, E. (1988): Schmerzhafte Polyneuropathien. In: Nervenschmerz (Hrsg.: Lücking, Thoden, Zimmermann). Stuttgart New York: Fischer, 69–83.

Getto, J., Sorkness, C., Howell, T. (1987): Antidepressants and chronic nonmalignant pain. A review. J Pain Sympt Man 2: 9–18.

Gobelet, C., Waldburger, M. and Meir, J. (1992): The effect of additional calcitonin to physical treatment of reflex sympathetic dystrophy. Pain 48: 171–175.

Gomez-Perez, F., Rull, J., Dies, H. (1985): Nortriptyline and fluphenazine in symptomatic treatment of diabetic neuropathy. Pain 23: 395–397.

Graven, S., de Vet, H., v. Kleef, M. et al. (2000): Opioids in chronic nonmalignant pain: A criteria based review of the literature. In: Proc. 9th WCP, Vol 16 (ed.: Devor et al.): IASP, Seattle, p. 945–972.

Gybels, J., Kupers, R., Nuttin, B. (1993): Therapeutic stereotactic procedures on the thalamus for pain. Acta Neurochir 124: 19.

Gybels, J. et al. (1998): (consensus statement). Neuromodulation of pain. Eur J Pain 2: 203–209.

Handwerker, H. O. (1999): Einführung in die Pathophysiologie des Schmerzes. Berlin: Springer.

Hanna, M., Peat, S. (1989): Ketanserin in reflex sympathetic dystrophy. Pain 38: 145–150.

Harati, Y., Gooch, L., Swenson, M. et al. (1998): Double blind randomized trial of tramadol for the treatment of pain of diabetic neuropathy Neurology 50: 1842–1846.

Harbison, J., Dennehy, F., Keating, D. (1998): Lamotrigine for pain with hyperalgesia. Irish Med J 90: 56.

Harden, N., Cole, P. (1998): New developements in rehabilitation of neuropathic pain syndromes. In: Neuropathic pain syndromes (ed.: Backonja), Philadelphia: Saunders, p. 937–950.

Hassenbusch, S. J., Stanton-Hicks, M., Schoppa, D. et al. (1996): Long-term results of peripheral nerve stimulation for reflex sympathetic dystrophy. J Neurosurg 84: 415–423.

Headley, M. (1999): NMDA-Antagonists: unequal to the task or unequal to each other – or both? Europ J Pain 3: 185–187.

Herman, R., D'Luzansky, S., Ippolito, R. (1992): Intrathecal baclofen suppresses central pain in patients with spinal lesions. A pilot study. Clin J Pain 8: 338–345.

Hersch, M., McLedd, J. (1987): Peripheral neuropathy associated with amyloidosis. In: Handbook of Clin Neurol, Vol 51/7, (ed.: W. Matthews). Amsterdam: Elsevier, 413 ff.

Higa, K., Mori, M., Hirata, K. et al. (1997): Severity of skinlesions of herpes zoster and the worst phase rather than age and involved region most influences the duration of acute pain. Pain 69: 245–254.

Houtchens, M., Richert, J. et al. (1997): Open label gabapentin treatment for pain in multiple sclerosis. MS 2: 250–253.

Huff, C., Drucker, J., Clemmer, A. et al. (1993): Effect of oral acyclovir on pain resolution in Herpes zoster: A reanalysis. J Med Virol Suppl 1: 93–96.

Huse, E., Larbig, W., Flor, H., Birbaumer, N. (2001): The effect of opioids on phantom limb pain and cortical reorganization. Pain 90: 47–55.

Jacobson, L., Chabal, C., Brody, M. (1990): A comparison of the effects of intrathecal fentanyl and lidocaine on established postamputation stump pain. Pain 40: 137–142.

Jaeger, H., Maier, C. (1992): Calcitonin in phantom limb: a double blind study. Pain 48: 1–27.

Janetta, P. J. (1980): Neurovascular compression in cranial nerve and systemic disease. Ann Surg 192: 518–525.

Jänig, W., Levine, J. D., Michaelis, M. (1996): Interactions of sympathetic and primary afferent neurons following nerve injury and tissue trauma. Prog Brain Res 113: 161–184.

Jänig, W., Stanton Hicks, M. (ed.) (1996): Reflex Sympathetic Dystrophy: A reapraisal. Seattle: IASP Press.

Jarvis, B., Coukell, A. (1998): Mexiletine: a review of its therapeutic use in painful diabetic neuropathy. Drugs 56: 691–707.

Jenkner, F. L. (2000): Electric pain control. Wien-New York: Springer.

Jensen, T. S., Rasmussen, P. (1994): Phantom pain and other phenomena after amputation. In: Wall, Melzack (eds.): Textbook of pain. London: Churchill Livingston, 651 ff.

Jensen, T. S., Lenz, F. A. (1995): Central post-stroke pain: A challenge for the scientist and the clinician. Pain 61: 161.

Jensen, T. S. (1996): Mechanisms of neuropathic pain. In: Pain – updated review (ed.: J. Campbell): Seattle: IASP-Press, p. 77–86.

Johnson, M., Ashton, C., Thompson, J. (1991): An in-depth study of longterm users of TENS, Implications for clinical use of TENS. Pain 44: 221–229.

Johnson, R. (1997): Herpes zoster and postherpetic neuralgia. Optimal treatment. Drugs Ag 10: 80–94.

Juhlin, L., Evers, E. (1990): EMLA: A new topical anaesthetic. Adv Dermat 5: 75–92.

Jungnitsch, G., Köhler, H. (1997): Indikation und Grenzen von Verhaltenstherapie bei chronischen Schmerzzuständen. Schmerz 11: 314–321.

Juns, A., Staiger, Th., Sullivan, M. (1997): The efficacy of SSRI for the management of chronic pain. J Gen Intern Med 12: 384–389.

Jurna, I. (1998): Analgetische und analgesiepotenzierende Wirkung von B-Vitaminen. Schmerz 12: 136–141.

Kalso, E., Tiina, T., Pertti, N. (1995): Amitriptyline effectively relieves neuropathic pain following treatment of breast cancer. Pain 64: 293–302.

Kalso, E., Tramer, M., McQuay, H. J., Moore, R. (1998): Systemic local anaesthetic-type drugs in chronic pain: A systematic review. Europ J Pain 2: 3–14.

Karsten, P., Gordh, T. (2000): The role of Adenosine in the treatment of Neuropathic pain. Proc WPC (ed.: Devor et al.): Seattle: IASP, p. 897–906.

Kastrup, J., Petersen, P., Dejgard, A. et al. (1987): Intravenous lidocaine infusion – a new treatment of chronic painful diabetic neuropathy? Pain 28: 69–75.

Katz, J., Melzack, R. (1990): „Pain memories" in phantom limbs: Review an clinical observations. Pain 43: 319–336.

Keczkes, K., Basheer, A. (1980): Do corticosteroids prevent post-herpetic neuralgia? Brit J Derm 102: 551–555.

Khan, O. A. (1998): Gabapentin relieves trigeminal neuralgia in multiple sclerosis patients. Neurology 51: 611–614.

Kieburtz, K., Simpson, D., Yiannoutsos, C. et al. (1998): A randomized trial of amitriptyline and mexiletine for painful neuropathy in HIV infections. Neurology 51: 1682–1688.

Killian, J., Fromm, G. (1968): Carbamazepine in the treatment of neuralgia. Arch Neurol 19: 129–136.

King, R. (1993): Topical Aspirin in chloroform and the relief of pain due to herpes zoster and postherpetic neuralgia. Arch Neurol 50: 1046–1053.

Kingery, W. S. (1997): A critical review of controlled clinical trials for peripheral neuropathic pain and complex regional pain syndromes. Pain 73: 3–139.

Kirkpatrick, A., Derasari, M. et al. (1992): Postherpetic neuralgia: A possible application for topical clonidin. Anaesthesiol 76: 1066–1069.

Kishore-Kumar, R., Max, M., Schaffer, S. et al. (1990): Desimipramine relieves postherpetic neuralgia. Clin Pharm Therap 47: 305–312.

Kissin, I., McDanal, J., Xavier, A. (1989): Topical lidocaine for relief of superficial pain in postherpetic neuralgia. Neurology 39: 1132–1133.

Klingler, D., Kepplinger, B. (1981): TENS in the treatment of chronic pain after peripheral nerve lesions. In: Phantom and Stump pain (ed.: J. Siegfried, M. Zimmermann): New York: Springer, p. 103 ff.

Koltzenburg, M., Lundberg, L., Torebjörk, H. (1992): Dynamic and static components of mechanical hyperalgesia in human hairy skin. Pain 51: 207–219.

Koltzenburg, M. (1998): Painful neuropathies. Curr Opin Neurol 11: 515–521.

Kooijman, C., Dijkstrat, P. et al. (2000): Phantom pain and phantom sensations in upper limb amutees. An epidemiological study. Pain 87: 33–41.

Kornhuber, J., Quack, G., Danysz, W. et al. (1995): Therapeutic brain concentration of the NMDA receptor antagonist. Amantadine Neuropharm 34: 713–772.

Kost, Rh., Straus, St. (1996): Postherpetic Neuralgia. New Engl J M 335: 32–42.

Kotani, N., Kushikata, T. et al. (2000): Intrathecal methylprednisolone for intractable postherpetic neuralgia. N Eng J Med 343: 1514–1519.

Kozin, F., Soin, J. S., Ryan, L. M. et al. (1981): Bone scintigraphy in the reflex sympathetic dystrophy syndrome. Radiology 138: 437–443.

Kress, H. G. (2000): pers. Mitteilung.

Kristoferitsch, P. (1989): Neuropathien bei Lyme-Borreliose. New York: Springer.

Kumar, K., Toth, C., Nath, R. (1997): Deep brain stimulation for intractable pain: A 15 years experience. Neurosurg 40: 736–746.

Kurtzke, J. (1984): Neuroepidemiology. Ann Neurol 16: 265–277.

Kvinesdal, B., Molin, J., Frocand, A., Gram, L. (1984): Imipramine-treatment of painful diabetic neuropathy. JAMA 25: 1727–1730.

Laird, M., Gidal, B. (2000): Use of Gabapentin in the treatment of neuropathic pain. Ann Pharmacother 34: 802–907.

LaMotte, R. H., Shain, C. N. et al. (1991): Neurogenic hyperalgesia: Psychophysical studies of underlying mechanisms. J Neurophysiol 66: 190–211.

Lampl, C., Neuner, L. et al. (1996): Lamotrigine for treatment of neuropathic pain. Eur J Neurol 3: Suppl 5: 91 (Abstr.).

Langohr, H., Stöhr, D. M., Petruch, F. (1982): An open and double blind crossover study on the efficacy of clomipramine in patients with painful mono- and polyneuropathies. Eur Neurol 21: 309–317.

Layman, P., Argyras, E., Glynn, C. (1986): Iontophoresis of vincristine versus saline in postherpetic neuralgia. Pain 25: 165–1966.

Leijon, G., Boivie, J. (1989): Central post stroke pain – a controlled trial of amitriptyline and carbamazepine. Pain 36: 27–36.

Lewith, G., Field, J., Machin, D. (1983): Acupuncture compared with placebo in postherpetic neuralgia. Pain 17: 361–368.

Lierz, P., Tuchy, G., Felleiter, P. (1999): Rückenmarknahe Schmerztherapie. Schmerz 13: 127–132.

Lockmann, L., Hunninghake, D., Krivit, W. et al. (1973): Relief of pain of Fabry's disease by DPH. Neurology 23: 871–875.

Loeser, J. (1986): Herpes zoster and postherpetic neuralgia. Pain 25: 149–164.

Low, P., Opfer-Gehrking, L., Dyck, P. et al. (1995): Double blind placebo controlled study of the application of capsaicin creme in chronic distal painful polyneuropathy. Pain 62: 163–168.

Lunardi, G., Leandri, M., Albano, C., Cultrera, S., Fracassi, M., Rubino, V., Favale, E. (1997): Clinical effectiveness of lamotrigine and plasma levels in essential and symptomatic trigeminal neuralgia. Neurology 48: 1714–1717.

Luria, Y., Brecker, C., Dadud, D. et al. (2000): Lamotrigine in the treatment of painful diabetic neuropathy. In: Proc. 9th WCP Vol 16 (ed.: Devor et al.): Seattle: IASP, p. 857–874.

Lynch, M. E. (1992): Psychological aspects of reflex sympathetic dystrophy: A review of the adult and paediatric literature. Pain 49: 337–347.

Maier, C., Gleim, M. (1998): Diagnostik und Therapie der sympathisch unterhaltenen Schmerzen. Schmerz 12: 282–303.

Maier, Ch. (1996): GLOA. Stuttgart New York: Thieme.

Malin, J. P. (1998): Therapie der postzosterischen Neuralgie. Nervenheilkunde 17: 150–152.

Maly, J. (2000): Psychologische Diagnostik und psychologische Behandlungsmethoden. In (Hrsg.: P. Wessely): Praktischer Umgang mit Kopf- und Gesichtsschmerzen. Wien: Springer, p. 233 ff.

Mao, J., Chen, L. (2000): Systemic lidocaine for neuropathic pain relief. Pain 87: 7–17.

Maschke, M. (1999): HIV assoziierte neurologische Erkrankungen. Akt Neurol 26: 349–359.

Max, M., Schafer, S., Culane, M. et al. (1988a): Amitriptyline but not lorazepam relieves postherpetic neuralgia. Neurology 38: 1427–1432.

Max, M., Schafer, S., Culane, M. et al. (1988b): Association of pain relief with drug side-effects in postherpetic neuralgia: A single-dose study of clonidine, codeine, ibuprofen and placebo. Clin Pharmacol Ther 43: 363–368.

Max, M., Culname, M., Schafer, S. et al. (1987): Amitriptyline relieves diabetic neuropathy pain in patients with normal and depressed mood. Neurology 7: 589–596.

Max, M., Lynch, S., Muir, J. (1992): Effects of desimipramine, amitriptyline and fluoxetine on pain in diabetic neuropathy. New Eng J Med 326: 1250–1256.

Max, M. (1995): Thirteen consecutive well designed randomized trials show that antidepressants reduce pain in diabetic polyneuropathy and postherpetic neuralgia. Pain For 4: 248–253.

McKendrick, M., McGill, J., Wood, M. (1989): Lack of effect of acyclovir on postherpetic Neuralgie. BMJ 298: 431–432.

McLachlan, E. M., Janig, W., Devor, M. et al. (1993): Peripheral nerve injury triggers noradrenergic sprouting within dorsal root ganglia. Nature 363: 543–536.

McLeane, G. (1999): 200 mg daily of lamotrigine has no analgetic effect in neuropathic pain. Pain 83: 105–107.

McQuay, H., Carroll, D., Moxon, A. et al. (1990): Benzydamine cream for the treatment of postherpetic neuralgia. Pain 40: 131–135.

McQuay, H. J., Carroll, D., Jadad, A. et al. (1994): Dexotromethorphan for the treatment of neuropathic pain. Pain 59: 127–133.

McQuay, H., Carrol, D., Jadad, A. (1994): Dextromethorphan for the treatment of neuropathic pain. Pain 59: 127–133.

McQuay, H., Carrol, D., Jadad, A. (1995): Anticonvulsant drugs for management of pain. BMJ 311: 1047–1052.

McQuay, H., Tramer, M., Nye, B. (1996): A systematic review of antidepressants in neuropathic pain. Pain 68: 217–227.

Meier, C., Ludin, H. P., Bischoff, A. (1981): Polyneuropathien bei Hypothyreose. Akt Neurol 8: 114–118.

Mellick, G. A., Mellick, L. B. (1995): Gabapentin in the management of reflex sympathetic dystrophy. J Pain Symptom Manage 10: 265–266.

Melzack, R., Wall, P. D. (1965): Pain mechanisms: A new theory. Science 150: 971–979.

Melzack, R. (1987): The short-form McGill Pain Questionnaire. Pain 30: 191–197.

Merselis, J., Kaye, D., Hook, E. (1964): Disseminated Herpes zoster. Arch Int Med 113: 679–686.

Merskey, H., Bogduk, N. (1994): Classification of chronic pain. IASP press Vol. 2, Seattle, p. 210–213.

Mindach, M. (2000): Keine Opiatabhängigkeit bei Schmerzpatienten? Schmerz 14: 186–191.

Montoya, P., Larbig, W. et al. (1997): The relationship of phantom limb pain to other phantom limb phenomena in upper extremity amputees. Pain 72: 87–93.

Morley, St., Eccleston, Ch., Williams, A. (1990): Systematic review and metaanalysis of randomized controlled trials of cognitive behaviour therapy and behaviour therapy for chronic pain in adults, excluding headache. Pain 80: 1–13.

Morello, C., Leckband, S. et al. (1999): Randomized, DB-Study comparing to the efficacy of gabapentin with amitriptyline on diabetic peripheral neuropathy pain. Arch Intern Med 159: 1931–1937.

Moulin, D., Hagen, N., Feasby, T. (1997): Pain in Guillain Barrè Syndrome Neurology 48: 328–331.

Moulin, D., Foley, K., Ebers, C. (1988): Pain syndromes in multiple sclerosis Neurology 12: 1830–1834.

Mumenthaler, M., Mattle, H. (1997): Neurologie. Stuttgart New York: Thieme, 10. Aufl.

Nathan, P., Wall, P. (1974): Treatment of postherpetic neuralgia by prolonged electric stimulation. BMJ 3: 645–647.

Nelson, K., Park, K., Rabinovitz, E. (1997): High dose oral dextromethorphan versus placebo in painful diabetic neuropathy and postherpetic neuralgia. Neurology 48: 1212–1218.

Neu, I. (1982): Behandlung der Zosterneuralgie mit polyvalentem HS-Immunglobulin. Fortschr Med 31/32: 1418–1420.

Neundörfer, B. (1998): Klinik und Diagnose der Polyneuropathien. DMW 123: 1519–1522.

Nguyen, J. P., Lefaucher, J. P. et al. (1999): Chronic motor cortex stimulation in the treatment of central and neuropathic pain correlation between clinical, electrophysiological and anatomical data. Pain 82: 245–251.

Nikolajsen, L., Ilkjaer, S. et al. (1997): Randomized trial of epidural bupivacaine and morphine in prevention of stump and phantom pain in lower limb amputation. Lancet 350: 1353–1357.

Nikolajsen, L., Ilkjaer, S., Jensen, T. (2000): Relationship between mechanical sensitivity on postamputation pain: A prospective study. Europ J Pain 4: 327–335.

Nix, W. A. (1998): Haben Neuroleptica eine analgetische Potenz? Schmerz 12: 30–38.

Nolano, M., Simone, D. et al. (1999): Topical capsaicin in humans: parallel loss of epidermal nerve fibers and pain sensation. Pain 81: 135–145.

Ochs, G., Liedtke, W. (1995): Capsaicin. Akt Neurol 22: 164–166.

Oerlemans, M., Oostendrop, R., De Boo, Th., Goris, J. (1999): Pain and reduced mobility in CRPS I: Outcome of a prospective clinical trial. Pain 83: 77–83.

Okuda, Y., Suzuki, K., Katajima, T. et al. (1998): Lumbar epidural block for 'painful legs and moving toes' syndrome. Pain 78: 145–147.

Olligs, J., Anderson-Hillemacher, A. (1999): Assessment and treatment of neuropathic cancer pain following WHO guidelines. Pain 79: 15–20.

Olney, J., Farber, N. (1995): NMDA Antagonists as neurotherapeutic drugs, psychotogens, neurotoxins and research tools for studying schizophrenia Neuropsychopharm 13: 335–345.

Onghena, P., van Houdenhove, B. (1992): Antidepressant-induced analgesia in chronic nonmalignant pain. Pain 49: 205–220.

ÖSG: Strategie der Opioidtherapie (Konsensmeeting) (1997): Klinger, Wessely, Hrsg.). Update 20.

Oskarsson, P., Lins, P., Ljunggren, J. (1997): Efficacy and safety of mexiletine in the treatment of painful diabetic neuropathy. Diab Care 20: 1594–1592.

Oturai, A. B., Jensen, K., Eriksen, J., Madsen, F. (1996): Neurosurgery for trigeminal neuralgia: Comparison of alcohol block, neurectomy, and radiofrequency coagulation. Clin J Pain 12: 311–315.

Oyen, W. J., Arntz, I. E., Claessens, R. M. et al. (1993): Reflex sympathetic dystrophy of the hand: An excessive inflammatory response? Pain 55: 151–157.

Pagni, C. A. (1994): Central pain due to spinal cord and brainstem damage. In: Wall P. D., R. Melzack (eds.): Textbook of Pain, ed 3. Edinburgh: Churchill Livingstone, p. 634.

Pappagallo, M., Campbell, J. N. (1996): Chronic opioid therapy as alternative treatment for post-herpetic neuralgia. Pain 65: 39–44.

Patterson, I. (1988): Carbamazepine in the treatment of phantom limbpai. South Med J 81: 1100–1102.

Peikert, A., Hentrich, M., Ochs, G. (1991): Topical 0.025 % capsaicin in chronic postherpetic neuralgia. J Neurol 238: 452–456.

Perkins, H., Hanlon, P. (1978): Epidural injection of local anaesthetic and steroids for relief of pain secondary to herpes zoster. Arch Surg 113: 253–254.

Pernak, J. (1990): Treatment of acute herpes zoster for prevention of postherpetic neuralgia. Pain Suppl, p. 60.

Pollok, B., Gorman, D. et al. (1999): The Mayo Clinic gamma knife experience: indications and initial results. Mayo Clin Proc 74: 5–13.

Portenoy, R., Foley, K. M. (1986): Chronic use of opioid analgesics in non-malignant pain. Pain 25: 171–186.

Portenoy, R. (1989): Painful polyneuropathy. Neurol Clin 7: 265–289.

Portenoy R., Foley, M., Inturrisi, C. (1990): The nature of opioid responsiveness and its implications for neuropathic pain. Pain 43: 273–286.

Priebe, M. M., Holmes, S. A. (1996): RSD Syndrome: Physical medicine strategies. In: Phys. Medicine and Rehabilitation: State of the art (eds.: Tollison, Satterthwite). Philadelphia: Hanley and Belfus, p. 289 ff.

Pud, D., Eisenberg, E., Spitzer, A. et al. (1998): The NMDA receptor antagonist amantadine reduces surgical neuropathic pain in cancer patients. Pain 75: 349–354.

Raffery, A. (1979): The management of postherpetic pain using sodium valproate and amitriptyline. Irish Med J 72: 399–401.

Raj, P. (1992): Management of HZ Pain and PNV. Pain Digest 2: 201–210.

Raja, A., Treed, R., Davies, K. and Campbell, J. (1991): Systemic alpha adrenergic blockade with phentolamine: a diagnostic test for sympathetically maintained pain. Anaesthesiol 74: 691–698.

Ramamurthy, S., Hoffmann, J., Group, G. (1995): Intravenous regional guanethidine in the treatment of RSD/Causalgia. Anaesth Analg 81: 718–723.

Rath, S., Seitz, K. et al. (1997): DREZ coagulation for deafferentation pain related to spinal and peripheral nerve lesion. Stereotact Funct Neurosurg 68: 1616–1627.

Rauck, R., Eisenach, J., Jackson, K. et al. (1993): Epidural clonidine treatment for refractory. RSD Anaesthesiology 81: 1163–1169.

Richards, R. L. (1967): Causalgia. A centennial review Arch Neurol 1: 339–350.

Richter, D., Brackerts, D. (1989): Die Algodystrophie und ihre Therapie. Z-Rheumatol, 48 Suppl: 72–83.

Riopelle, J. (1984): Chronic neuralgia incidence following local anaesthetic therapy for herpes zoster. Arch Dermat 120: 747–750.

Rocco, A., Kaul, A., Reisman, R. et al. (1989): A comparison of regional i.v. guanethidine and reserpine in RSD. Clin J Pain 5: 205–209.

Rosenak, S. (1938): Procaine injection treatment of herpes zoster. Lancet ii, 1056–1058.

Rosner, H., Rubin, L., Kestenbaum, A. (1996): Gabapentin adjunctive therapy in neuropathic pain. Clin J Pain 12: 56–58.

Rowbotham, M. (1994): Managing postherpetic neuralgia with opioids and local anaesthetics. Ann Neurol 35: 46–49.

Rowbotham, M., Reisner-Keller, L., Fields, H. (1991): Both intravenous lidocaine and morphine reduce the pain of postherpetic neuralgia. Neurology 41: 1024–1028.

Rowbotham, M., Davies, P., Fields, H. (1995): Topical lidocaine gel relieves postherpetic neuralgia. Ann Neurol 37: 246–253.

Rowbotham, M. C., Fieds, H. L. (1996): The relationship of pain, allodynia and thermal sensation in postherpetic neuralgia. Brain 119: 347–354.

Rowbotham, M., Harden, Y., Stacey, B. et al. (1998): Gabapentin for the treatment of postherpetic neuralgia. JAMA 280: 1837–1842.

Rowbotham, M., Petersen, K., Davies, P. et al. (2000): Recent developments in the treatment of neuropathic pain. In: Proc. 9th WCP, Vol 16 (ed.: Devor et al.) Seattle: IASP, p. 831–855.

Rull, J., Quilibreva, R. et al. (1969): Symptomatic treatment of peripheral neuropathy with CBZ. Diabetologia 5: 215–218.

Ruoß, M. (1999): Der spezielle kognitive Stil von Schmerzpatienten unterstützt die Schmerzchronifizierung. Schmerz 13: 31–42.

Rushton, I., Olafson, R. (1965): Trigeminal neuralgia associated with MS. Arch Neurol 13: 383–386.

Said, G. (1996): Diabetic Neuropathy: An update. J Neurol 243: 431–440.

Saletu, B., Poewe, W. et al. (Expertenstatement) (2000): Diagnostik and Therapie des Restless legs Syndroms. Update 13/10.

Sandkühler, J. (2001): Long lasting analgesia following TENS and acupuncture. In: Proc. 9th WCP (ed.: Devor et al.): Seattle: IASP, p. 359 ff.

Sartor, H., Thoden, U. (1997): Antikonvulsiva zur Therapie chronischer Schmerzen. Schmerz 11: 411–417.

Sato, J., Perl, E. (1991): Adrenergic excitation of cutaneous pain receptors induced by peripheral nerve injury. Science 251: 1068–1610.

Saudek, C., Werns, S., Reidenberg, M. (1977): Phenytoin in the treatment of diabetic symmetrical polyneuropathy. Clin Pharm Ther 22: 196–199.

Schattschneider J., Wasner, G., Baron, R. (2001): Zytostatikainduzierte Polyneuropathien. Akt Neurol 28: 53–61.

Scholz, J., Vieregge, P., Moser, A. (1999): Dentral pain as a manifestation of partial epileptic seizures. Pain 80: 445, 458.

Schon, F., Mayer, M., Kelly, J. (1987): Pathogenesis of PHN. Lancet II, 366.

Schulzeck, S., Wulf, H. (1997): Lokaltherapie mit Capsaicin oder ASS bei chronischen Schmerzen. Schmerz 11: 345–352.

Schupp, W., Strian, F., Lehmann, W. (1988): Carbamazepin bei schmerzhaften Neuropathien. In: CBZ in der Neurologie (Hrsg.: Krämer, Hopf): Thieme, p. 190–197.

Schürmann, M., Gradl, G., Andress, H. J. et al. (1999): Assessment of peripheral sympathetic nervous function for diagnosing early posttraumatic CRPS. Pain 80: 149–159.

Schwartzman, R. J., McLellan, T. L. (1987): Reflex sympathetic dystrophy. Arch Neurol 44: 555–561.

Segal, A., Rordorf, G. (1996): Gabapentin as a novel treatment for postherpetic neuralgia. Neurology 46: 1175–1176.

Siddal, P. J., Cousins, M. J. (1997): Spine pain mechanisms. Spine 22: 98–104.

Siegfried, J. (1982): Monopolar electrical stimulation of N. ventroposteromesialis thalamic for postherpetic facial pain. Appl Neurophys 45: 179–184.

Sieweke, N., Birklein, F., Riedl, R. et al. (1999): Pattern of hyperalgesia in complex regional pain syndrome. Pain 80: 171–177.

Simpson, D. (2000): A placebo controlled trial of lamotrigine for painful HIV associated neuropathy. Neurology 54: 2115–2119.

Sindrup, S., Gram, F., Brosen, K. et al. (1990): The selective serotonine reuptake inhibitor paroxetine is effective in the treatment of diabetic polyneuropathy symptoms Pain 42: 135–144.

Sindrup, S., Bjerre, U., Dejgaard, A. et al. (1992): The SSRI citalopram relieves the symptoms of diabetic neuropathy. Clin Pharm Ther 52: 547–552.

Sindrup, S., Andersen, S., Madsen, C. et al. (1999): Tramadol relieves pain and allodynia in polyneuropathy. Pain 83: 85–90.

Sindrup, S., Jensen, T. (1999a): Efficacy of pharmacological treatments of neuropathic pain: An update and effect related to mechanism of drug action. Pain 83: 389–400.

Sindrup, S., Jensen, T. (2000): Pharmacologic treatment of pain in polyneuropathy Neurology 55: 915–920.

Sist, T., Filadora, V., Miner, M. et al. (1997): Gabapentin for idiopathic trigeminal neuralgia; report of two cases. Neurology 48: 1467–1471.

Sjaastad, O., Fredriksen, T., Stolp-Nielsen, A. (1986): Cervicogenic Headache C2 rhizopathy and occipital neuralgia: A connection? Cephalalgia 6: 189–195.

Sklaris, S., Blue, W., Alexander, E. et al. (1985): Herpes zoster – the treatment and prevention of neuralgia with adenosine monophosphate. JAMA 253: 1427–1430.

Sommer, C. (1999): Tierexperimentelle Untersuchungen bei neuropathischem Schmerz. Schmerz 13: 315–323.

Spacek, A., Böhm, D., Kress, H. G. (1997): Ganglionic local opioid analgesia for refractory trigeminal neuralgia. Lancet 349: 1521.

Spacek, A., Kress, H. G. (1997): Akupunktur bei sympathischer Reflexdystrophie? Schmerz 11: 20–23.

Stanton-Hicks, M., Jänig, W., Hassenbusch, S. et al. (1995): Reflex sympathetic dystrophy: Changing concepts and taxonomy. Pain 63: 127–133.

Steardo, L., Leo, A., Marano, E. (1984): Efficacy of baclofen in trigeminal neuralgia and some other painful conditions. Europ Neurol 23: 51–55.

Stevens, P., Dibble, S., Miaskowski, C. (1995): Prevalence, characteristics and impact of postmastectomy pain syndrome. Pain 61: 61–68.

Stow, P., Glynn, C., Minor, B. (1989): EMLA cream in the treatment of postherpetic neuralgia. Pain 39: 301–305.

Stracke, H., Meyer, U., Schumacher, H. et al. (1992): Mexiletine in the treatment of diabetic neuropathy. Diab Care 15: 1550–1555.

Sudeck, P. (1901): Über die akute (reflektorische) Knochenatrophie nach Entzündungen und Verletzungen in den Extremitäten und ihre klinischen Erscheinungen. Fortschr Röntgenstr 5: 227–293.

Suzuki, H., Ogawa, S. et al. (1980): Cryotherapy of sentized skin areals for the relief of pain due to postherpetic neuralgia. Pain 9: 355–357.

Tabira, T., Shibasaki, H., Kuroiwa, Y. (1983): Reflex sympathetic dystrophy treatment with Guanethidine. Arch Neurol 40: 430–432.

Tanelian, D. (1996): Reflex sympathetic dystrophy: A reevaluation of the literature. Pain Forum 5: 247–256.

Taub, A. (1973): Relief of postherpetic neuralgia with psychotropic drugs. J Neurosurg 39: 235–239.

Taylor, K., Rowbotham, M. (1995): Venlafaxine for chronic pain. (Abstract), APS.

Tenser, R. B. (1998): Trigeminal neuralgia: mechanisms of treatment. Neurology 51: 17–19.

Terrence, C., Fromm, G., Tenicela, R. (1985): Baclofen as an analgesic in chronic peripheral nerve disease. Europ Neurol 24: 380–383.

Timberlake, C. (2000): The treatment of neuropathic pain with new antiepileptic drugs. Abstr Sympos. Lissabon.

Torebjörk, E., Wahren, L., Wallin, G. et al. (1995): Noradrenaline-evoked pain in neuralgia. Pain 63: 11–20.

Tourian, A. Y. (1987): Neurotic responsive „thalamic" pain treatment with propranolol and tricyclic antidepressants. Pain Suppl 4: 411 f.

Treede, R. D. (1998): Pathophysiologie und Diagnostik von sensiblen Störungen bei sympathicusabhängigen Schmerzen. Schmerz 12: 250–260.

Trenkwalder, C., Stiasny, K., Oertel, W. (1996): Therapie des idiopathischen und urämischen Restless legs Syndroms. Nervenarzt 67: 265–276.

Tronnier, V. M. (2000): Neurochirurgisches Schmerzverhalten im Wandel. Nervenheilk 8: 420–425.

Turk, D. C., Meichenbaum, D. (1994): A cognitive-behavioural approach to pain management. In: Wall, Melzack (eds.): Textbook of pain. Edinburgh: Churchill Livingston.

Tyring, St., Barbarash, R., Nahlik, J. et al. (1995): Famciclovir for the treatment of acute herpes zoster: Effects on acute disease and postherpetic neuralgia. Ann Int Med 123: 89–96.

Verdugo, R., Ochoa, J. (1994): Sympathetically maintained pain phentelamine block: Questions to concept. Neurology 44: 1003–1010.

Von Scheele, C. (1986): Levodopa in restless legs. Lancet ii, 426–427.

Vrethem, M., Boivie, J., Arnquis, H. et al. (1997): A comparison of amitriptyline and maprotiline in the treatment of painful neuropathy in diabetics and nondiabetics. Clin J Pain 13: 313–323.

Wahl, R., Hautzinger, M. (1995): Psychotherapeutische Aspekte bei chronischem Schmerz. Dtsch Ärzte Verlag, Köln.

Walters, A., RLS Study group (1995): Toward a better definition of the restless legs syndrome. Mov Dis 10: 634–642.

Wang, J., Johnson, K., Ilstrup, D. (1985): Sympathetic blocks for reflex sympathetic dystrophy. Pain 23: 13–17.

Wasner, G., Baron, R. (1998): Das Problem von Sympathicus und Schmerz. Schmerz 12: 276–281.

Wasner, G., Baron, R. (1998): Zentrale Schmerzen – Klinik – pathophysiologische Konzepte und Therapie. Akt Neurol 25: 269–276.

Watson, P., Evans, R., Reed, K. (1982): Amitriptyline versus placebo in postherpetic neuralgia. Neurology 32: 671–673.

Watson, C. P., Evans, R. J. (1985): A comperative trial of amitriptyline and zimelidine in postherpetic neuralgia. Pain 23: 387–394.

Watson, P., Chipman, M., Reed, K. et al. (1990): Amitriptyline versus Maprotiline in postherpetic neuralgia. Pain 48: 29–36.

Watson, C., Evans, R. (1992): The postmastectomy pain syndrome and topical capsaicin. Pain 51: 357–379.

Watson, P., Tyler, K., Bickers, D. et al. (1993): A randomized vehicle-controlled trial of topical capsaicin in the treatment of postherpetic neuralgia. Clin Ther 15: 510–526.

Watson, C. P. (1994): Postherpetic neuralgia. Eur J Pain 15: 3–8.

Watson, C. P. (1995): The treatment of postherpetic neuralgia. Neurology 45 (Suppl. 8): 558–560.

Watson, C. P., Babul, N. (1998): Efficacy of oxycodone in neuropathic pain: A randomized trial in postherpetic neuralgia. Neurology 50: 1837–1841.

Webb, J., Kamali, F. (1998): Analgesic effects of lamotrigine and phenytoin on cold induced pain: A crossover placebo controlled study in healthy volunteers. Pain 76: 357–363.

Weinstein, S. (1994): Phantom pain. Oncology 8: 65–69.

Wessel, K., Vieregge, P., Kessler, C. H. et al. (1994): Thalamic stroke. Correlation of clinical symptoms, somatosensory evoked potentials and CT findings. Acta Neurol Scand 90: 167.

Wessely, P. (1998): "Low back pain" aus neurologischer Sicht. Anästh Intens Notf Schmerzth 33, 791–795.

Wiedemann, B. (1997): Ketamin zur Therapie chronischer Schmerzen. Metaanalyse Schmerz 11: 276–281.

Winkelmüller, M., Winkelmüller, W. (1996): Long term effects of continous intrathecal opioid treatment in chronic pain of nonmalignant etiology. J Neurosurg 85: 458–467.

Winnie, A., Hartwell, P. (1993): Relationship between time of treatment of acute herpes zoster with sympathetic blok and prevention of postherpetic neuralgia. Reg Anaesth 18: 277–282.

Wöber, Ch., Zeiler, K. (2000): Idiopathische Gesichtsneuralgien. In: Praktischer Umgang mit Kopf- und Gesichtsschmerzen (Hrsg.: P. Wessely). Wien New York: Springer, p. 171–182.

Wood, M., Ogan, P., McKendrick, M: et al. (1988): Efficacy of oral acyclovir treatment of acute herpes zoster. Am J Med 85: 79–83.

Wood, M., Kay, R., Dworkin, R. et al. (1996): Oral acyclovir therapy accelerates pain resolution in patients with herpes zoster: A metaanalysis of placebo-controlled trials. Clin Infect Dis 22: 341–347.

Woodforde J., Dwyer, B., McEwan, B. et al. (1965): Treatment for postherpetic neuralgia. Med J Aust 2: 869–872.

Woolf, C., Mannion, R. (1999): Neuropathic pain: Aetiology, symptoms, mechanisms and management. Lancet 353: 1959–1964.

Wright, J., Oki, J., Graves, L. (1997): Mexiletine in the symptomatic treatment of diabetic peripheral neuropathy. Ann Pharmacother 31: 29–34.

Wulf, H., Baron, R. (1987): Gibt es eine Prophylaxe der Postzosterneuralgie? Schmerz 1, 1: 373–377.

Yaganida, H., Suwa, K., Corssen, G. (1987): No prophylactic effect of early sympathetic blockade on postherpetic neuralgia. Anaesthesiol 66: 73–76.

Yamamoto T., Katayama, Y. et al. (1997): Pharmacological classification of central post stroke pain: Comparison with the results of chronic motor cortex stimulation. Pain 72: 5–12.

Young, R., Clarke, B. (1985): Pain relief in diabetic neuropathy: The effectiveness of imipramine and related drugs. Diab Med 2: 363–366.

Yu, W., Hao, J., Zu, X., Wiesenfeld-Hallin, Z. (1997): Comparison of the antiallodynic and antinociceptive effects of systemic intrathecal and i.c.v. morphine in a rat model of central neuropathic pain. Europ J Pain 1: 17–29.

Zahner, B., Hilz, M. (1998): Therapiemöglichkeiten der diabetischen PNP – ein Ausblick. Pain 75: 257–259.

Zakrzewska, J., Patsalos, P. (1989): Oxcarbazepine: A new drug in the management of intractable trigeminal neuralgia. J Neurol Neurosurg Psychiat 52: 472–476.

Zakrzewska, I. M., Chavdry, Z. et al. (1997): Lamotrigine in refractory trigeminal neuralgia. Pain 73: 223–230.

Zakrzewska, J. M., Jassim, S., Bulman, J. S. (1999): A prospective longitudinal study on patients with trigeminal neuralgia who underwent radiofrequency thermocoagulation of the Gasserian ganglion. Pain 79: 51–58.

Zeigler, D., Lynch, S., Muir, J. et al. (1992): Transdermal clonidine vs. placebo in painful diabetic neuropathy. Pain 48: 403–408.

Zenz, M., Stumpf, M., Willweber-Stumpf, A. (1991): Orale Opiattherapie bei Patienten mit „nicht malignen" Schmerzen. Schmerz 4: 14–21.

Zenz, T., Zenz, M., Tryba, M: (1994): Schmerztherapie bei H. zoster und postzostischer Neuralgie. Schmerz 8: 24–36.

Ziegler, D., Hanefeld, M. et al. (1995): Treatment of symptomatic diabetic peripheral polyneuropathy with the anti-oxidant alpha lipoic acid (ALADIN Study). Diabetologia 38: 1425–1433.

Ziegler, D., Hanefeld, M. et al. (1999): ALADIN III Diabet. Care 22: 1296–1301.

Zifko, U., Worseg, A. (Hrsg.) (1999): Das Karpaltunnelsyndrom. Wien New York: Springer.

Zimmermann, M. (1988): Physiologische und Pathophysiologische Grundlagen der Nervenschmerzen. In: Nervenschmerz (Lücking, Thoden und Zimmermann, Hrsg.). Stuttgart New York: Fischer, 16–35.

Stichwortverzeichnis

Akupunktur 59, 68, 75
Allodynie, Auslösemechanismen 4ff, 13, 28, 30ff, 42, 45, 48, 52, 61, 66ff, 70, 77ff
Allodynie, mechanisch 4, 85
Allodynie, thermisch 4

Analgetika 15ff
  Antiphlogistika 16
  ASS 15
  Lornoxicam 16
  Metamizol 15
  Muskelrelaxantien 22
  NSAR 15, 59
  Paracetamol 15
Anamnese 3

Antiarrhytmica 28ff
  Lidocain 28, 29, 33, 51
  Lokalanästhetica 28, 33, 34
  Mexiletin 28, 29

Antidepressiva 19ff
  Amitriptylin 19, 22, 24, 50, 54, 64, 85
  Citalopram 21, 50
  Clomipramin 19, 50, 54, 66
  Desipramin 50, 65
  Doxepin 19
  Fluoxetin 21
  Fluvoxamin 21
  Imipramin 19, 21
  Maprotilin 21, 50
  Mianserin 21
  Mirtazapin 21
  Nortriptylin 50
  Paroxetin 21, 50
  Venlafaxin 21

Antiepileptika 22ff
  Carbamazepin 23ff, 50, 66, 74, 85ff, 89ff
  Diphenylhydantoin 23
  Felbamat 26
  Gabapentin 23, 26, 50ff, 66, 69, 74, 90
  Lamotrigin 24, 26, 50, 52, 90
  Natriumkanalblocker 23, 24
  Oxcarbazepin 24
  Topiramat 25, 26
  Valproat 22ff
  Vigabatrin 26

Ätiologie 41ff, 52, 55, 57, 80, 83

CTS 55, 56

Dauer (Schmerz) 61, 63, 64, 79, 87
Depression 8, 10, 18, 20, 21, 57

Diagnostik 7ff
  Biopsie 10
  Diagnostik autonomer Störungen 10
  Elektroneurodiagnostik 10, 43, 52, 70
  EMG 9
  Harnbefund 9
  Hilfsuntersuchungen 9
  Laborchemie 9
  MEG 79
  MMPI 8
  NLG 9
  PET 10

SSEP 9
Dysästhesie 5, 46, 49, 61, 75, 81, 84
Evidence based medicine 26ff

Gate Control Theory 12, 34, 35
GLOA 34, 68, 69, 75, 90

Herpes zoster 60ff
  Aciclovir 63ff
  Famciclovir 64
  Postherpetische Neuralgie 60, 62
  Therapie 62ff
  Valaciclovir 63
  Zosterhyperimmunglobulin 67
Hoffmann-Tinel-Zeichen 56
Hyperalgesie 5, 13, 14, 32, 42, 48, 61, 70, 79
Hyperpathie 5, 14, 61, 70

Invasive Therapie 33ff
  GLOA 34
  Intrathekale Therapie 34
  Neurostimulation 34, 86
  Rückenmarkstimulation 34
  Schmerzchirurgie 34
  Spinal cord stimulation (SCS) 34
Insult, s. zentraler Schmerz 34, 69, 81, 93

Karzinomschmerzen 75

Komplexes regionales Schmerzsyndrom (CRPS) 69ff
  Erythem 70
  Hyperhidrose 70
  M. Sudeck 70
  Ödem 70
  Reflexdystrophie, sympathische 70
  SIP 70
  SMP 70
  Sympathicusblockade 69, 70
  Therapie 73ff

Laser 72, 75
Lokalanästhesie 28
Lokalisation 9, 41, 61, 70, 75, 81, 83, 84, 88

MS 83, 76, 80, 88

Nachhall 5, 42

Neuropsychologische Verfahren
  3, 7, 10, 36ff, 75
  Biofeedback 36, 37
  Kognitive Therapie 37
  Streßbewältigung 37

NMDA Antagonisten 11ff, 30ff
  Amantadin 30, 31
  Dextromethorphan 30, 51
  Ketamin 30, 31
  Memantin 30
NNH 27
NNQ 27
NNT (number needed to treat) 27

Natriumkanäle, s. Pathophysiologie, Antiepileptika 11ff, 14, 20, 23ff, 28, 42
Neuroleptika 19, 22, 52
Neurologischer Status 4
Neuropathie 9ff, 15ff, 21, 23, 35ff, 41ff, 75, 85
Neuropsychologische Verfahren 7, 10, 36, 75
Neurostimulation, s. invasive Therapie

Opioide 16ff, 30, 34, 49, 52, 54, 59, 63ff, 68ff, 73, 76, 79, 85, 90ff
  Buprenorphin 19
  Codein 18, 19
  Fentanyl 17, 19
  Laxantien 18
  Morphin 17ff
  Naloxon 18
  Oxycodon 17, 54
  Tramadol 17, 18, 50, 59, 90
  WHO Stufenschema 18

Phentolamintest 72
Parästhesie 5, 34, 35, 41, 44, 52, 60
Physikalische medizinische Untersuchung 3
Physikalische Therapie 35, 52, 57, 75

Stichwortverzeichnis

Pathophysiologie 11ff
  AMPA   11, 12
  Calcium   12, 33
  CGRP   11, 12
  Chronifizierung   14
  Corticale Reorganisation   79
  Ektope Nervenimpulse   12
  Endogene Opioide   11
  GABA   11
  Hinterhorn   11ff
  Lamina   13
  Magnesium   11, 12
  Natriumkanäle   12, 14
  Nervenfasern   9, 62
  Neurokinin   12
  NMDA   11, 12, 13
  Norepinephrin   12
  Noziceptoren   12ff
  Sensibilisierung   12ff, 30, 62, 73, 78, 79
  Sensibilisierung, zentral   13
  Serotonin   11
  Substanz P   11
  Tractus spinothalamicus   11
  Wind up   12ff, 30, 66
  Zytokine   12

Phantom 77ff
  Phantomschmerz   77ff
  Phantomsensationen   77
  Präamputationsschmerz   77
  Stumpfschmerz   77, 78
  Physikalische Therapie   35, 57, 75
  Placebo   17, 21, 50ff, 64ff, 73, 85
  Procain   28, 46, 62, 28
  Telescoping 77, 79

Polyneuropathie 41ff
  AIDS   48
  Alkohol   43, 46
  Amyloidose   48
  Borrelieninfekt   47
  Diabetes mellitus   42ff
  Einteilung von (Neuropathien)   42ff
  Guillain Barrè   49
  HIV   48
  Hypothyreose   46, 55

  Ischämie   47
  Lumboischialgie   49
  M. Fabry   48
  Neuralgische Schulteramyotrophie   48
  Plexusneuritis   48
  Therapie   47ff
  Urämie   43, 46, 52
  Vitamin B-Mangel   43, 51
  Zytostatika   43, 48
Pseudoradikuläre Symptomatik   58
Psychiatrisch-Neurologische Untersuchung   7ff

Rehabilitation   36, 75
Regionaler Block   73
Restless legs-Syndrom   52ff
Retrobulbärneuritis   76

Schmerzauslösung (Art)   12, 75
Schmerzchirurgie, s. Invasive Verfahren   33, 34
Schmerzfragebogen McGill   3
Schmerzpersönlichkeit   8
Schmerzphänomene   93
Schmerzquantifizierung   3
Soziokulturelle Einflüsse   8
Strahlentherapie   48
Sympathikus   74

Telescoping s. Phantom
TENS   35, 36, 59, 68, 75, 91
Testuntersuchung, neuropsychologische   7, 10, 36, 37, 75
Transcutane Therapie, s. Transdermale Therapie   32, 35

Therapie 15ff
  Therapie, medikamentös, nichtinvasiv   15ff
  Adenosin   32
  Baclofen   31, 34, 51, 53
  Calcitonin   74, 80
  Clonidin   31, 34
  Cortison/Corticosteroide   16, 62, 64, 65, 69
  Dehydrobenzperidol   59

Interferon Alpha 64
Levodopa 31, 51, 54
Placebo 17, 21, 30, 33
Ropirinol 54
Thalidomid 32
Thioctsäure 51
Vitamin B 32

Therapie, invasiv 33ff
Therapie, nichtmedikamentös 35ff

Tranquilizer 22, 54, 65
Clonazepam 26, 54, 90
Diazepam 17, 26

Transdermale Therapie 32ff
ASS 49, 67
Capsaicin 32, 33, 51, 80
Clonidin 34, 74
EMLA 67
Lidocain 33

Trigeminusneuralgie 86ff
Definition 86
Pathophysiologie 87
Therapie 88

Verhaltenstherapie 37, 75
Volare Handschiene 56

Zentrale Schmerzen 80ff
Cerebrale Gefäßprozesse 83
Corticale Reorganiation, s. Pathophysiologie 11ff
Epilepsie 83, 84
(Hirn)infarkte 80, 83
Morbus Parkinson 83
Myelopathie 84
Präemptive Therapie 78
Spinalis anterior-Syndrom 84
Syringomyelie 84
Thalamus(schmerz) 34, 81ff
Therapie 85
Trauma 80, 83

Handelsnamen
von im Text erwähnten Generica

(ohne Anspruch auf Vollständigkeit, erstellt nach Vidal 2000)

Aciclovir	Nycovir, Xorox, Zovirax
Adenosin	Adrekar, Levadosin
Amantadin	Hofcomant, PK Merz
Amitriptylin	Saroten, Tryptizol
ASS	Acekapton, Algobene, Aspirin, Aspro
Baclofen	Lioresal
Buprenorphin	Subutex, Temgesic
Calcitonin	Calcitonin
Capsaicin	ABC Pflaster
Carbamazepin	Deleptin, Neurotop, Tegretol
CGRP	Casalm
Citalopram	Seropram
Clonazepam	Rivotril
Clonidin	Catapresan
Codein	Codein, Tricodein
Dehydrobenzperidol	DPH
Desipramin	Pertofran
Dextromethorphan	(Wick 44)
Diazepam	Gewacalm, Psychopax, Valium
Diphenylhydantoin	Epilan, Proepanutin
Doxepin	Sinequan
Famciclovir	Famvir
Felbamat	Taloxa
Fentanyl	Durogesic
Fluoxetin	Felicium, Fluctine, Mutan, Positivum
Fluvoxamin	Floxyfral
Gabapentin	Neurontin
Guanethidin	Thilodigon
Imipramin	Tofranil
Interferon Alpha	Wellferon
Ketamin	Ketalor, Ketanest
Lamotrigin	Lamictal
Levodopa	Madopar, Sinemet

Lidocain	Lidocorit, Xylocain, Xylanest,
Lornoxicam	Xefo
Maprotilin	Ludiomil
Metamizol	Inalgon neu, Novalgin
Mexiletin	Mexitil
Mianserin	Miabene, Tolvon
Mirtazapin	Remeron
Morphin	Oramorph, Morapid, Mundidol, Vendal
Naloxon	Narcanti
Nortriptylin	Nortrilen
Oxcarbazepin	Trileptan
Oxycodon	Oxycontin
Paracetamol	Mexalen, Momentum, Ben-u-ron
Paroxetin	Seroxat
Phentolamin	Androskat
Procain	Novanaest
Thioctsäure	Tioctan
Topiramat	Topamax
Tramadol	Nycodol, Tradolan, Tramal, Tramundal
Valproat	Convulex, Depakine, Leptilanil
Venlafaxin	Efectin
Vigabatrin	Sabril

SpringerMedizin

Eckhard Beubler

Kompendium der medikamentösen Schmerztherapie

Wirkungen, Nebenwirkungen und Kombinationsmöglichkeiten

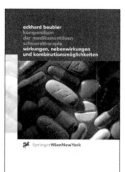

Unter Mitarbeit von R. Kunz und J. Sorge.
2000. IX, 92 Seiten. Zahlr. Abbildungen und Tabellen.
Broschiert DM 39,–, öS 275,–, EUR 19,90*
* Europreis gültig ab Jänner 2002.
ISBN 3-211-83431-1

Schmerz muss nicht sein.
Schmerz kann Leben retten; hat er jedoch seine Warnfunktion erfüllt, ist er ohne Wert und kann das Leben unerträglich machen.
Dieser leicht lesbare Ratgeber beschreibt die wichtigsten Prinzipien der medikamentösen Schmerztherapie, er klärt Mythen und Irrtümer auf und schildert den neuesten Wissensstand.
Zu den einzelnen Medikamenten werden Wirkungen, Nebenwirkungen und Kombinationsmöglichkeiten detailliert angegeben. Darüber hinaus gibt der Autor spezielle Hinweise für Schwangere, stillende Mütter, Kinder und ältere Menschen.

„Kurz und verständlich informiert das Buch von Eckhard Beubler über die wichtigsten Arzneimittel für die Schmerztherapie. Vor allem will es auch Mythen und Vorurteile gegenüber Opiaten abbauen ..."
AGIL, Das Magazin der Deutschen Schmerzliga

„... Das Buch ist kein Lehrbuch, soll aber bei Ärzten und Studierenden, beim medizinischen Pflegepersonal sowie beim interessierten Laien das Wissen über die Möglichkeiten moderner Schmerztherapie verbessern ..."
Ärztemagazin

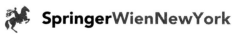

A-1201 Wien, Sachsenplatz 4–6, P.O. Box 89, Fax +43.1.330 24 26, e-mail: books@springer.at, Internet: **www.springer.at**
D-69126 Heidelberg, Haberstraße 7, Fax +49.6221.345-229, e-mail: orders@springer.de
USA, Secaucus, NJ 07096-2485, P.O. Box 2485, Fax +1.201.348-4505, e-mail: orders@springer-ny.com
Eastern Book Service, Japan, Tokyo 113, 3–13, Hongo 3-chome, Bunkyo-ku, Fax +81.3.38 18 08 64, e-mail: orders@svt-ebs.co.jp

SpringerMedizin

Wolfgang Grisold, Peter Krauseneck, Bettina Müller

Praktische Neuroonkologie

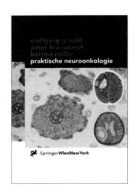

2000. XVIII, 609 Seiten.
92 Abbildungen. 102 Tabellen.
Broschiert DM 153,–, öS 1074,–, EUR 78,–*
* Europreis gültig ab Jänner 2002.
ISBN 3-211-83247-5

„... Die Möglichkeit der raschen Identifizierung der wahrscheinlichsten Ursachen der Störung, die ausführliche Differentialdiagnose und eine Auflistung häufig verwendeter Skalen und Instrumente zur Erfassung der Lebensqualität garantieren den praktischen Wert dieses Buches für die tägliche Arbeit mit neuroonkologischen Patienten."

Österreichische Ärztezeitung

„... besticht besonders durch die Praxisnähe ... Durch eine bessere Interpretation der diagnostischen Befunde sowie durch differenzierte therapeutische Strategien und ausführliche Therapieschemata trägt dieses Buch zur Optimierung der Patientenversorgung bei und ist damit ein unerlässlicher diagnostischer und therapeutischer Leitfaden in der täglichen Arbeit für den mit neuroonkologischen Problemen betrauten Arzt – Neurologen, Neurochirurgen, Hämato-Onkologen, Pädiater, Neuroradiologen und Radioonkologen."

Österreichische Krankenhauszeitung

„... ein unentbehrlicher Ratgeber in der täglichen Arbeit für Neurologen, Onkologen und alle Ärzte, die Patienten mit neuroonkologischen Problemen behandeln."

Jatros, Neurologie/Psychiatrie

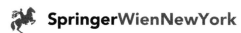

SpringerWienNewYork

A-1201 Wien, Sachsenplatz 4–6, P.O. Box 89, Fax +43.1.330 24 26, e-mail: books@springer.at, Internet: **www.springer.at**
D-69126 Heidelberg, Haberstraße 7, Fax +49.6221.345-229, e-mail: orders@springer.de
USA, Secaucus, NJ 07096-2485, P.O. Box 2485, Fax +1.201.348-4505, e-mail: orders@springer-ny.com
Eastern Book Service, Japan, Tokyo 113, 3–13, Hongo 3-chome, Bunkyo-ku, Fax +81.3.38 18 08 64, e-mail: orders@svt-ebs.co.jp

SpringerMedizin

Peter Wessely (Hrsg.)

Praktischer Umgang mit Kopf- und Gesichtsschmerzen

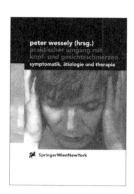

Symptomatik, Ätiologie und Therapie

2000. XII, 259 Seiten. 2 Abbildungen.
Broschiert DM 75,–, öS 524,–, EUR 38,–*
* Europreis gültig ab Jänner 2002.
ISBN 3-211-83421-4

„... Ausführlich stellen die Autoren in diesem Leitfaden die häufigsten Kopfschmerzen wie Migräne, Cluster- und Spannungsschmerzen sowie Therapiemöglichkeiten vor ... Der Leitfaden zeigt die Ursachen sowie die Pathophysiologie auf und bietet Behandlungsvorschläge ..."

Rheinisches Ärzteblatt

„... ein praxisgerechter Leitfaden für die diagnostischen und therapeutischen Schritte bei Kopf- und Gesichtsschmerzen, der speziell Allgemeinärzten wertvolle Hilfestellung bieten kann ..."

Hausarzt

„... ein Buch ... das in Reichweite sein sollte, wenn man mit einer komplizierten Form eines Kopf- und Gesichtsschmerzes konfrontiert wird, oder sich einen aktuellen Überblick über dieses komplexe Gebiet verschaffen will."

Österreichische Ärztezeitung

„... Das Buch ist kompakt strukturiert und gibt dem nicht speziell mit der Behandlung von Kopfschmerzen befassten Arzt einen guten Überblick und eine Hilfestellung für die primäre Behandlung oder weitere diagnostische und therapeutische Weichenstellung bei Kopfschmerzpatienten ..."

Deutsches Ärzteblatt

 SpringerWienNewYork

A-1201 Wien, Sachsenplatz 4–6, P.O. Box 89, Fax +43.1.330 24 26, e-mail: books@springer.at, Internet: www.springer.at
D-69126 Heidelberg, Haberstraße 7, Fax +49.6221.345-229, e-mail: orders@springer.de
USA, Secaucus, NJ 07096-2485, P.O. Box 2485, Fax +1.201.348-4505, e-mail: orders@springer-ny.com
Eastern Book Service, Japan, Tokyo 113, 3–13, Hongo 3-chome, Bunkyo-ku, Fax +81.3.38 18 08 64, e-mail: orders@svt-ebs.co.jp

*Springer-Verlag
und Umwelt*

ALS INTERNATIONALER WISSENSCHAFTLICHER VERLAG sind wir uns unserer besonderen Verpflichtung der Umwelt gegenüber bewußt und beziehen umweltorientierte Grundsätze in Unternehmensentscheidungen mit ein.

VON UNSEREN GESCHÄFTSPARTNERN (DRUCKEREIEN, Papierfabriken, Verpackungsherstellern usw.) verlangen wir, daß sie sowohl beim Herstellungsprozeß selbst als auch beim Einsatz der zur Verwendung kommenden Materialien ökologische Gesichtspunkte berücksichtigen.

DAS FÜR DIESES BUCH VERWENDETE PAPIER IST AUS chlorfrei hergestelltem Zellstoff gefertigt und im pH-Wert neutral.